中等职业教育卫生保健类专业课程教材
农民金手指致富培训丛书

农村家庭实用护理技术与实例

丛书主编 邱以亮
丛书副主编 焦自高 兰俊宝
主 编 郭春红
副 主 编 刘爱华
参 编 董云青 朱丽娜 张红霞
尹学磊 任艳艳

電子工業出版社
Publishing House of Electronics Industry
北京 · BEIJING

图书在版编目（CIP）数据

农村家庭实用护理技术与实例 / 郭春红主编. —北京：电子工业出版社，2015.10
（农民金手指致富培训丛书）
中等职业教育卫生保健类专业课程教材
ISBN 978-7-121-11628-5

Ⅰ. ①农… Ⅱ. ①郭… Ⅲ. ①家庭—护理—基本知识—中等专业学校—教材
Ⅳ. ①R473.2

中国版本图书馆 CIP 数据核字（2010）第 161076 号

策划编辑：蔡　葵
责任编辑：沈桂晴　文字编辑：刘文杰　周　彤
印　　刷：保定市中画美凯印刷有限公司
装　　订：保定市中画美凯印刷有限公司
出版发行：电子工业出版社
　　　　　北京市海淀区万寿路 173 信箱　邮编　100036
开　　本：880×1230　1/32　印张：7.75　字数：215 千字
版　　次：2015 年 10 月第 1 版
印　　次：2018 年 5 月第 4 次印刷
定　　价：15.00 元

凡所购买电子工业出版社图书有缺损问题，请向购买书店调换。若书店售缺，请与本社发行部联系，联系及邮购电话：（010）88254888，88258888。

质量投诉请发邮件至 zlts@phei.com.cn，盗版侵权举报请发邮件至 dbqq@phei.com.cn。

本书咨询联系方式：电话（010）88254595；邮箱 xdhx@phei.com.cn；QQ:1229371215；微信 aishangshulihua。

出版说明

为推动我国社会主义新农村建设，加快农业科技进步，实现我国传统农业向现代化农业的转变，提高农民的科学文化素质，帮助农民掌握致富技术、走上致富之路，我们组织了一批种植、养殖、机电、计算机、医学、服务业等各个方面的专家、教授，编写了这套旨在为农业生产发展服务的《农民金手指致富丛书》。

《农民金手指致富丛书》（以下简称《丛书》）从我国广大农村的现实需要出发，以广大农村的农民朋友为主要对象，以普及当前农业最新适用技术为目的，紧紧围绕农民朋友关心的具体话题，向农民朋友传授实用的致富技术、必需的科学知识、常用的经营技巧和基本的市场理念，真正地想农民之所想，急农业之所急，关心农民生活，关注农业科技。

本丛书具有实用性、易读性和前沿性等特点。丛书从农民朋友的生产、生活实际出发，介绍各种实用的生产、经营关键技术，不仅具有较强的针对性，更具有可操作性。

丛书以具体的实例、案例为主线，根据农民朋友的实际情况和每种技术的需要，在介绍实用技术的同时，深入浅出地介绍基础理论知识，让广大农民朋友既知道该怎么做，又懂得为什么这样做。同时本丛书设有“金手指”栏目，对书中的重点信息、重要技能给予必要的指点和强调，起到引起注意、深入理解、拨云见日的作用。在语言文字上，做到了通俗易懂、图文并茂。

丛书十分注重技术的前沿性。丛书不仅坚持从当前的科研中汲取新的技术，尽可能地反映国内外各方面的先进技术和科研成果，更注重从生产一线提取实用方法。在这些方面，本丛书凝结了一批权威专家、科技骨干和具有丰富实践经验的专业技术人员的心血和智慧。

党中央、国务院提出的建设社会主义新农村，是惠及广大农民的大事、实事、好事。进行社会主义新农村建设，关键在于培养新型农民。农民要想致富，必须科技开路。科学技术是第一生产力。农业的发达、农村的兴旺、农民的富裕离不开科学技术的应用。发展高产、优质、高效、生态、安全农业，就必须要扎扎实实地普及农业科学技术，提高农业劳动者素质，发展农业科技生产力。愿本套丛书的编写、出版能惠及广大农民朋友，用“金手指”为广大农民朋友指引出一条致富之路。

本套丛书在编写过程中，引用、借鉴了大量国内外专家学者的研究成果，在此谨向各位作者致谢！

丛书编写组

2015 年 8 月

前　言

《农村家庭实用护理技术与实例》是《农民金手指致富丛书》系列之一。本书从农民日常生活中的实际需要出发，理论联系实际，系统地介绍了家庭日常生活中常用的护理技术，包括适用于所有家庭生活需要的通用护理技术，常见病、多发病的实用护理知识，特殊时期常见问题的护理措施，及常见的突发疾病或意外伤害发生时的自救、互救技术，为居家照顾老年人、居家照顾患病者提供了技术指导；特殊时期及常见病的健康保健提供了知识保障，有助于农民朋友更健康地生活，提高生命质量；详细地介绍了生活过程中遇到突发疾病和灾难事件时的应对措施及基本急救技术，是农民朋友居家生活必备的实用技术手册。

本书根据农民朋友的实际需要编写，具有较强的科学性和实用性，内容简洁明了、语言简明平实，说明具体详尽，既是农民朋友日常生活中实用护理技术指导用书，也可作为从事临床、护理、科研、教学、生产及管理的工作人员的阅读、参考资料。

本书编写过程中得到了山东省教学研究室、山东医学高等专科学校、山东省胸科医院、益都卫生学校等单位的大力支持，并得到了丁香园的笑三少、梦幻云儿、逍遥老赵及护理版各位站友的大力支持，在此表示感谢！

由于编者水平有限，书中难免有不当和错漏之处，敬请同行和读者批评指正。

编　者

2015 年 8 月

目　录

Part 1 第一部分 通用护理技术

一、居家环境及卫生常识

1. 环境要求

（1）温度。室内温度 18～20℃。

老年人和新生儿的室温可提高至 22～24℃。夏天可用电扇、空调，冬天用取暖器调节温度。调节温度应注意安全，避免着凉或烫伤。家中可用室温计，随时了解温度变化。

（2）湿度。室内湿度 50%～60%。

湿度过高时，可打开门窗通风换气，也可在室内放置氧离子发生器。湿度过低时，夏天可在地上洒水，冬天可在暖气片或取暖器上放盛水容器或湿毛巾加热后蒸发水分，以增加湿度。家中可用湿度计测量湿度。适宜的湿度可以使人感觉舒适并减少疾病发生。

（3）室内空气。每日开窗通风 2～3 次，每次 30 分钟。冬季室内外温差较大时，可每日通风 15～20 分钟。室内人员应避免吸烟，以免污染空气。

不经常通风的居室内，空气污浊，不利于身体健康。定时通风换气可使室内空气新鲜，减少疾病发生。通风时不要让风直接吹到患病者或体弱者身上，卧床患者注意遮盖严实，以免着凉。

（4）室内光线。白天室内光线主要有阳光和灯光两种，其中阳光对人体最好。

经常让阳光照射房间，可增强人体抵抗力，促进食欲。阳光中的紫外线有强大的杀菌作用，但隔着玻璃不起作用，所以应开窗让阳光直接射入。家中白天光线明亮可使人心情舒畅，对健康有利。如果采光条件差，要适当利用电灯照明。午睡时可拉上窗帘，遮挡阳光。夜间如果有患者需要照顾，可以用壁灯或小夜灯提供光亮。

（5）室内装饰。室内装修应选择环保材料。白天室内摆放鲜花或盆景，有生气，可使人心情愉悦。

不同的植物可以起到不同的作用，有些植物可以净化空气，如常青藤、吊兰、天南星、虎尾兰、一叶兰、龟背竹等；有些植物能产生负氧离子，如柏木、侧柏、柳杉等；有的植物具有杀菌功能，如盆栽柑橘、香桃木、迷迭香、吊兰等；有些植物能抗辐射，如仙人掌、宝石花、景天等多肉植物；有些植物可以驱虫杀菌，如晚香玉、除虫菊、紫薇、茉莉、兰花、丁香、柠檬、薄荷等。可详查资料后选择适合自家的植物。

2. 卫生常识

（1）饭前、便后要洗手。用正确的方法洗手可除掉黏附在手上99%的细菌和虫卵。洗手最好用流动水，尤其注意不能几个人同用一盆水洗手。

（2）正确刷牙和漱口。饭前应漱口，饭后应刷牙。饭后三分钟是刷牙的最佳时间，每次刷牙三分钟，每日三次。刷牙后应多次漱口，不要吞咽牙膏。

（3）勤洗澡、理发、剪指甲，勤换衣裤。

（4）勤晒被褥。紫外线是一种“天然消毒剂”，上午 10 点至下午 4 点是晒衣服和被褥的最佳时机，要连续晒 6 小时，中间翻转一次。

（5）勤锻炼。做自己喜爱的运动，每周至少3次，每次半小时左右，跑步、打球、散步、快走都可以。老年人和心脑血管疾病患者应当避免剧烈运动。

（6）不随地吐痰。有痰要吐在痰盂里，痰盂要每天刷洗。在没有痰盂的地方，应把痰吐在废纸或手帕里，以便回家处理。

（7）不对别人咳嗽、打喷嚏。在面对人或食物的场合下如果忍不住要打喷嚏，应当立刻掏出手巾或面巾纸，掩住口和鼻子。实在来不及也要转身背向他人或食物，并用手捂住口和鼻子；尤其是患有呼吸道传染病的人，更应该自觉注意。

（8）不吸烟。吸烟有百害而无一利，烟草的烟雾中含有3000多种有害物质，都是致癌物质或促癌物质。

（9）不过度饮酒。适量饮酒即每天摄入纯酒精20～25g，大约相当于一罐啤酒，可以促进血液循环，祛风散寒。

（10）不喝不洁净水；生吃瓜果应洗净或削皮；不随地大小便；不乱扔废物等。

（11）注意改正日常生活中那些似是而非的“卫生习惯”。

① 用卫生纸擦拭餐具、水果和面部是不卫生的。许多卫生纸未经消毒处理或消毒不彻底，其中的填料或粉屑也很容易残留在餐具或水果上，进入人体会影响健康。

② 用抹布擦餐具和水果不如不擦。在一般家庭，抹布是多用途的，既用来擦桌子又用来抹餐具，如不经常消毒、清洗或晾晒，潮湿而富有“营养”的抹布适合多种病原微生物的繁殖。

③“餐洗净”用法不当不如不用。因为餐洗净内含有烷基苯磺酸钠，对人体健康有害。在用餐洗净洗蔬菜、水果、餐具时，要注意浓度不要过高，一般0.2%左右为好；浸泡时间以5分钟为宜，浸泡后还需反复用流水清洗。请不要买地摊上质量不过关的餐洗净。

④ 用纱罩罩食物也不保险。夏天用纱罩罩食物可防止苍蝇的

直接污染，但苍蝇身上的污物和在纱罩上产下的虫卵仍然会从纱罩空隙落下污染食物。所以，应多管齐下采取防蝇措施，最好将苍蝇拒之门外。

⑤ 餐桌上铺塑料布不安全。有的桌布由聚氯乙烯制成，其中含有有毒的物质。经常接触这种塑料布，塑料上的有毒物质就会通过餐具进入人体导致慢性中毒。所以，家庭中不要使用这种含毒的塑料桌布。在外就餐时，不要将筷子直接放在铺有塑料布或塑料薄膜的桌面上，也不要使用油漆筷子。

⑥ 白纸很白但不卫生。在白纸生产过程中要使用一定量的漂白粉，发生化学反应并产生许多有害物质，如过氧化物等。这些物质进入人体可引起关节酸痛、头痛、失眠，还可导致肝癌和不育等病症。因此不要用白纸包食物。

⑦ 加热变质的食物达不到消毒效果。变质食物加热后再吃，危险的确减小了一些，但仍然很不安全。引起食物中毒的细菌主要是肉毒杆菌和金黄色葡萄球菌，其产生的毒素即使被高温加热也不会被分解破坏。吃了这种被毒素污染的食物仍然会引起中毒，甚至死亡。

⑧ 把水果腐烂的部分削掉再吃也不安全。即使把腐烂部分削去，其剩余部分的果汁内仍然含有细菌及其代谢产物。吃了这样的水果，轻者引起胃肠道不适，重者可导致急性胃肠炎，甚至导致人体细胞突变或癌变。

⑨ 手帕不能一物多用或与其他物品混放。手帕要经常清洗，保持其清洁；最好随身带两块手帕，一块擦鼻子，一块擦嘴巴；手帕不宜与纸币、钥匙等杂物混放。因为纸币、钥匙等物带有大量的病菌和虫卵。使用不经常清洗或与其他物品放在一起的手帕极易引起上呼吸道感染或肠道传染病和寄生虫病等疾病。

⑩ 茶杯应经常清洗。茶锈中含有多种有害物质，长期使用带有茶锈的杯子可导致肾脏、肝脏、胃肠等器官发生病变。

⑪ 用废旧日光灯管晾毛巾很危险。灯管两端被锈蚀或灯管本身有裂缝，管内的水银、荧光粉及少量氨气等有毒物质就会逐渐渗出或挥发，污染毛巾或手帕，从而危害人体健康。若进入眼睛，可造成视力减退甚至失明。这些有毒物质还会污染室内空气，引起慢性中毒。

⑫ 酒后、饭后不可马上洗澡。患有心脏病的人酒后立即用凉水洗澡，会因心脏负担过重而导致死亡。即使是正常人，也不宜饭后立即洗澡。因为洗澡时四肢和体表的血流量增加，胃肠道的血液供应减少，从而影响消化功能。一般饭后一小时洗澡比较合适。

⑬ 有痰要吐不能咽。有痰不吐，咽到肚子里，会将痰中的各种致病微生物和寄生虫幼虫食入体内，发生相应的感染性疾病。

⑭ 牙刷不可头朝下放在杯内。刷牙后，将牙刷头朝下放在洗漱杯内，牙刷间的一些食物残渣便成为细菌的营养源，使其得以大量繁殖。再刷牙时，牙刷中的细菌及其分解产物就有可能侵入体内，进而影响健康。

⑮ 不要用公用香皂洗手。健康人和不健康的人共用一块香皂，使细菌、病毒有了传染机会。香皂则充当了疾病传播的媒介。另外，洗手毕关水时应先用水冲洗一下水龙头，以免洗净的手因接触污染的开关而重新带菌。

⑯ 女性便后要用卫生纸由前向后擦。若由后向前擦，粪便中的各种致病微生物和寄生虫卵很容易污染女性外阴部。结果导致外阴部发生感染，甚至逆行向上引起生殖系统和泌尿系统的感染。

二、家庭病床

家庭病床是在家中设置合适的病床，让患者在家中接受医疗和护理，既有利于促进病员的康复，又可减轻家庭中经济方面和人力方面的负担。

1. 家庭病床设置

【案例1】

老王因脑出血住院了。因为家离医院很远，照顾老人很不方便。老王的儿女轮流到医院照看老人，赶上农忙，地里的活也顾不上。今天医生说老王可以出院了，儿女都非常高兴，因为在家里照看老人要容易多了，而且还能省去高额的住院费。高兴之余，大家想到了一个新的问题：老王脑出血后一直卧床不起，回家后需要家人帮助他定时变换体位，可家里没有能够随意调控的床。应该怎样准备呢？

家庭病床的主要设施：

床、床垫、床单、被褥、枕头、橡胶单、尿垫、靠垫、软枕、床头灯、痰盂、尿壶、大便器、暖壶、水杯、必要时备床围、约束带、支被架、输液架等；另外，可以用口哨或收音机等可发出声音的装置作为患者呼唤家人的工具。

（1）床（见图 1-1、图 1-2 和图 1-3）。

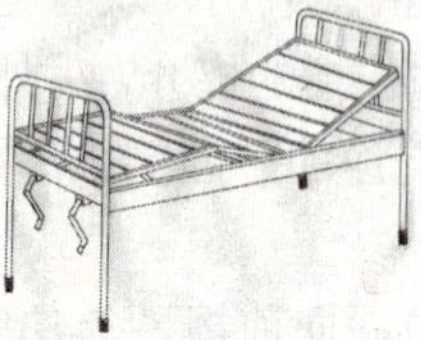

图 1-1

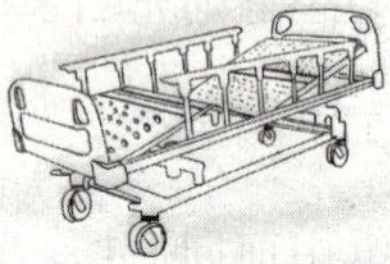

图 1-2

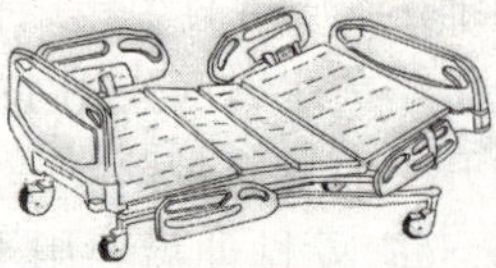

图 1-3

床高最好可调节，方便治疗和护理的高度一般为 75cm，方便患者下床的要求是患者坐在床上，双腿下垂与床呈约 90° 的时候，脚底能完全着地；床的宽度至少 90cm，最好 120cm；床的长度为 2m；床边有扶手；病床周围应留有适当空间，便于治疗和护理。床安置为南北方向（头朝南，脚向北），不宜面对窗口，以免冷风直接吹向患者。患者可睡木板、钢丝或棕棚床（骨折、腰椎损伤患者须睡木板床）。

（2）床垫。长宽规格要与床相同，尽量柔软平整。

（3）被子要用轻而柔软的棉被或毛毯，外面套上被套。枕头应柔软舒适，高低合适。床单、枕巾和被套等宜用棉布制品。床单、枕巾、被套应经常换洗，被褥、床垫及枕头需定期在阳光下曝晒，保持清洁、舒适。

（4）长期卧床或大小便失禁或有经常流脓血的伤口者，应在床单上加防水中单或橡胶单或塑料单，其上再加小布单。防水中单一般铺在床的中间（患者腰臀部），也可根据需要铺在床头或床尾。

（5）大小便失禁者也可以使用尿垫。尿垫可选择一次性尿垫或自制尿垫。自制尿垫宜选用棉布材料制作。一次性尿垫不可重复使用；自制尿垫经洗净、晾干、烘晒后可以再次使用。

（6）靠垫和软枕可以让患者躺卧舒适，软枕垫在骨隆突处可以协助预防压疮发生。

2. 更换被服

【案例2】

老王瘫痪后一天 24 小时都在床上度过。因为大小便失禁，他的床褥经常皱褶濡湿，每天都需要整理数次，两三天就要更换一次。每次给他换床单被套时，儿子都被累得气喘吁吁，而且老王也不舒服，还容易着凉。有没有什么好办法可以使更换被服更科学一些呢？

（1）准备物品。床单、防水中单、枕套、被套（制作开口较大且开口端在床尾侧的被套）、床刷等。

（2）单人操作要点。

① 关闭门窗，调节室温至 24℃左右。

② 换床单。协助患者侧卧于床的对侧（背向操作者），散开近侧掖在床垫下的床单，将旧床单和防水中单脏面向里，向着患者

方向卷成棒状，塞到患者身下，如图 1-4 所示，由床头向床尾、床中线至床外缘清扫床褥上的尘埃；把新床单对齐床中线铺在床上，近侧展开，远侧卷成棒状，掖入患者身下，如图 1-5 所示。铺近侧床单：先铺床头，再铺床尾，最后把中间部分塞到床垫下。在床的中间部分铺上防水中单，将近侧塞到床垫下，远侧仍卷成棒状掖到患者身下。协助患者翻身侧躺于新床单上，面向操作者。操作者转至床的对侧，将患者身下的旧床单、防水中单卷出放入洗涤袋内，用床刷清扫床褥，然后把干净的床单翻出拉平按照先床头、再床尾、最后中间的顺序塞入床垫下，再把防水中单拉出展平，塞到床垫下。

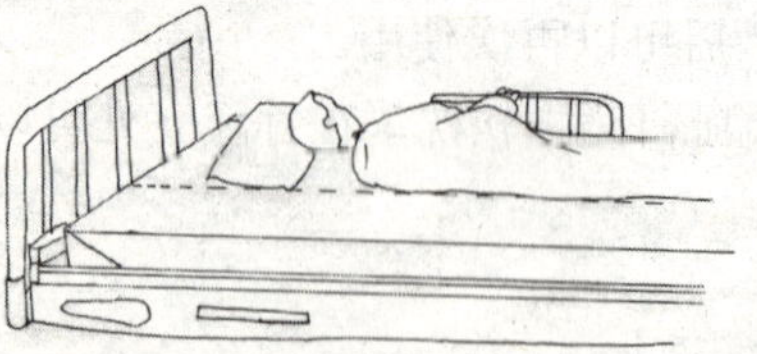

图 1-4

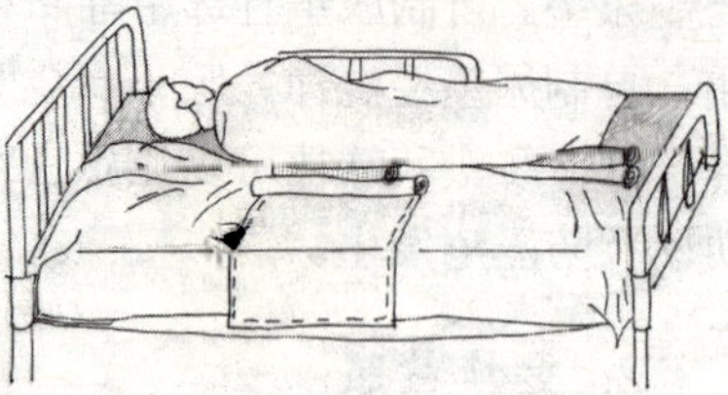

图 1-5

③ 换被套。准备好一个已经套好新被套的被子，盖在患者的身上，将原来盖在患者身上的被子撤出后再更换被套。

④ 换枕套。

（3）双人操作要点。

① 关闭门窗，调节室温至 24℃左右。

② 换床单。基本同单人操作法。两人分别站在床的两侧，操作过程中一人照顾患者，另一人把自己那一侧的床单整理好。

③ 换被套与枕套同前。

（4）为不能翻身侧卧的患者更换床单法——卷筒法。

① 需两人以上配合操作。

② 先将新床单由床尾端向床头端卷成筒状，放在患者床头合适的位置，留出需要塞到床下的部分。

③ 两人合作，分别一手抬起患者的身体，另一只手迅速将旧床单卷成筒，同时将新床单展开，由患者头部开始，至上身、臀部、下肢依次进行。直至撤出旧床单，展开新床单。

④ 最后将床单拉紧，塞到床垫下。

【金手指】

① 家庭病床尽量符合患者的习惯，安全舒适；床单平整，无皱褶碎屑。

② 翻身时注意保护患者，防止坠床。单人更换床单时，可在患者一侧放置床栏或者结实稳固的椅子。操作过程中动作幅度要小，注意保暖，避免着凉。

三、一般消毒隔离方法

1. 消毒灭菌的方法

【案例3】

家里新添了小孙子，可愁坏了楚奶奶，奶瓶、尿布、新衣服等该怎么消毒呢？小徐幸福的三口之家都患上了流行性感冒，听说熏醋管用，小徐就将多个盛有醋的容器放在暖气上，结果发现一点效果都没有，这是怎么回事呢？李阿姨因病卧床不起、身体虚弱，怎么避免感染的发生呢？要想解决以上这些问题，应当首先了解消毒灭菌的概念。消毒是指用物理或化学的方法，把物品上的微生物数量减少到不致病的程度。灭菌是指经过处理，将物品上的所有的微生物全部杀死。运用生活中常用的消毒灭菌的方法，可以有效地减少或去除有害菌，避免炎症和感染等疾病的发生。

操作要点。

（1）物理消毒灭菌。社区中常用的方法包括通风、煮沸消毒、紫外线消毒、燃烧法。

① 通风。虽然不能杀灭病原体，但可通过交换室内外的空气，减少病原体的数量。

② 煮沸消毒。常用于餐具、奶瓶、玻璃制品、棉制衣物等物品的消毒。要求水沸后再煮 5～10 分钟。对可能被结核杆菌污染的食具、衣物、手帕、口罩可煮沸 10～15 分钟，病毒性肝炎患者污染的物品，要求煮沸 15～20 分钟。

③ 紫外线消毒（图 1-6）。消毒空气时，一般平均每 10～20 平方米安装 30W 紫外线灯管一支；消毒物品时，灯管距物体表面不宜超过 1m，照射时间为 30 分钟。被结核杆菌污染的书籍、棉被等用品可在阳光下晒 6 小时或用紫外线灯消毒。

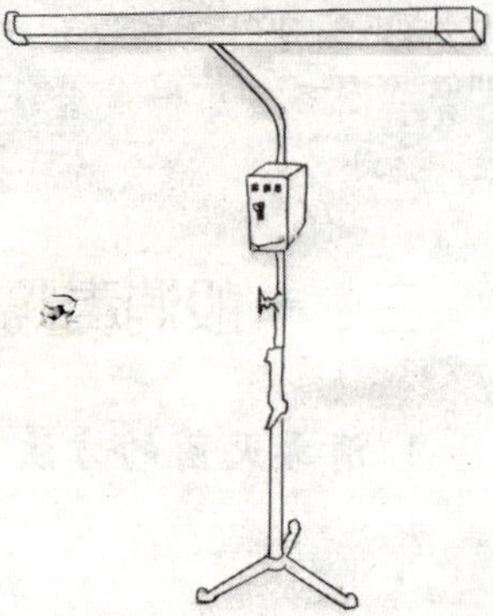

图 1-6

④ 燃烧法。某些金属器械和搪瓷类物品，在急用或无条件用其他方法消毒时，可直接在火焰上烧灼 20 秒。处理废弃的污染物品时，如破伤风或绿脓杆菌等患者的污染敷料、无保留价值的衣物、纸张（结核患者痰液的纸包）、垃圾等，应在专用的焚烧炉内进行。

（2）化学消毒灭菌。在家庭，常用的化学消毒剂有：

① 过氧乙酸。过氧乙酸是高效消毒剂，浓度为 1%的过氧乙酸用于体温计的消毒，浸泡 30 分钟后用清水冲洗干净；浓度为 0.5%的过氧乙酸用于消毒地面、墙壁、家具，方法为喷洒或擦拭；浓度为 0.2%的过氧乙酸用于手、日用品的消毒，方法为浸泡或擦拭。

② 含氯消毒剂。含氯消毒剂是高效消毒剂。浓度为 1%～3%的漂白粉澄清液用于喷洒或擦拭浴室及厕所；浓度为 0.5%的漂白粉

澄清液用于浸泡便盆、便池、痰盂等；浓度为 0.03%～0.15%的漂白粉用于饮水消毒；粉末状含氯消毒剂用于粪便消毒，搅拌后放置 2 小时再倒掉。大家常见的 84 溶液可用于肝炎病毒或细菌污染物品消毒，因其有一定的刺激性与腐蚀性，一般 1000ml 水里面放 2～5ml；将被消毒物品全部浸没在消毒液中，浸泡 10～30 分钟，再用清水冲洗干净后才能使用。

③ 碘酊。2.5%碘酊是用于皮肤的高效消毒剂，但使用后应用浓度为 70%乙醇脱碘。碘酊刺激性较强，不能用于黏膜、创面消毒。

④ 碘伏。1%～2%碘伏可以用于皮肤黏膜的中效消毒剂，优点是不必用乙醇脱碘。

⑤ 安尔碘。安尔碘适用于肌肉注射、静脉穿刺（输液）前的皮肤消毒及换药消毒，是社区卫生服务中心常用皮肤消毒剂。

⑥ 乙醇，即酒精，是中效消毒剂。浓度为 95%的乙醇可用于燃烧消毒灭菌；浓度为 70%的乙醇可用于皮肤、锐利器械、塑料制品等的消毒，但不能用于黏膜、创面及酒精过敏者的消毒。

2. 隔离的方法

【案例4】

79 岁的老徐自从查出肺结核后，他就犯了愁：自己得了这么个会传染的病，怎么做才能避免传染给才三岁多的小孙子呢？

生活中，甲型流感、禽流感、肺结核、病毒性肝炎、手足口病等，新型传染性疾病混杂着传统传染病，威胁着大家的健康。如何让自己与家人远离传染病，隔离技术就显得非常重要。隔离是指把传染源（包括传染病患者或带菌者）在传染期间，安置在指定地点或特殊环境中，避免将病原体直接或间接传播给健康人或其他人。居家治疗时，患者最好住单间，床铺及餐具专用，由专人护理照顾，避免传染病传播。

操作要点：

（1）家庭居室的空气消毒。

① 喷雾。过氧乙酸做室内喷雾消毒时，浓度为 0.5%，消毒时间约 20 分钟。

② 熏蒸。熏蒸食醋时，每立方米空间用食醋 5～10ml，加水 1 倍稀释，关闭门窗，加热熏蒸至食醋蒸发完毕。

③ 通风。

（2）家具及一般用具消毒。

居室墙壁、门窗、床、桌椅、衣架等都可用 0.5%过氧乙酸或 84 消毒液擦拭消毒。

（3）被服类消毒。

① 日光照射。床垫、被褥、枕头、毛毯等在强烈日光下暴晒，5～6 小时翻晒一次，全面晒透。

② 煮沸。布类衣物如床单、被套等可用煮沸消毒法，消毒后再清洗，但皮毛及涤纶衣物禁用此法。

③ 浸泡。衣服可用 0.2%过氧乙酸溶液浸泡 2 小时后再清洗。

（4）排泄物及废弃物的消毒处理。

传染病患者的分泌物及排泄物均应消毒处理后再倒掉，如漂白粉搅拌、0.5%过氧乙酸浸泡 2～4 小时再倒掉。患者用过的棉签、棉球、标本盒等应用 0.5%过氧乙酸喷洒后焚烧。

（5）医疗护理用品的消毒处理。

家庭用的热水袋、冰袋、体温计等可用 0.1%～0.5%过氧乙酸溶液浸泡 2 小时，清洗后备用。手电筒、皮尺、票证等可在日光下曝晒或送到医院用福尔马林熏蒸消毒。

（6）家庭隔离技术。

① 口罩及护目镜。用于近距离接触患者时，防止患者体液、血液及分泌物等传染性物质溅入到我们的口腔、鼻腔及眼睛里。口罩应盖住口鼻和下巴，如图 1-7 所示，不能挂在胸前，洗手后取下，

清洁面在内，折好后放在干净的塑料袋内，每日更换一次。已完全湿透或为传染患者操作时戴过的，应立即更换。护目镜每次用过后应进行清洁消毒。

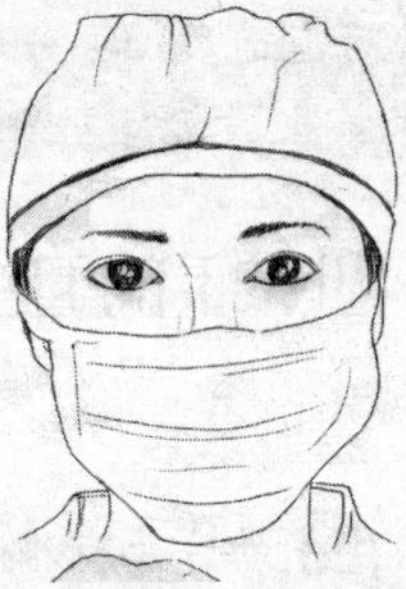

图 1-7

② 手套。可防止交叉感染，特别是接触患者分泌物、血液、体液时，必须戴手套。

③ 避污纸。是用清洁纸片制成的，常用绳子串起挂在门口墙上。做简单操作时，从页面抓取，如图 1-8 所示，然后再用避污纸接触传染病患者用的物品（如水壶、茶杯等），以保持物品或双手不被污染，用后放入污物袋内焚烧处理。

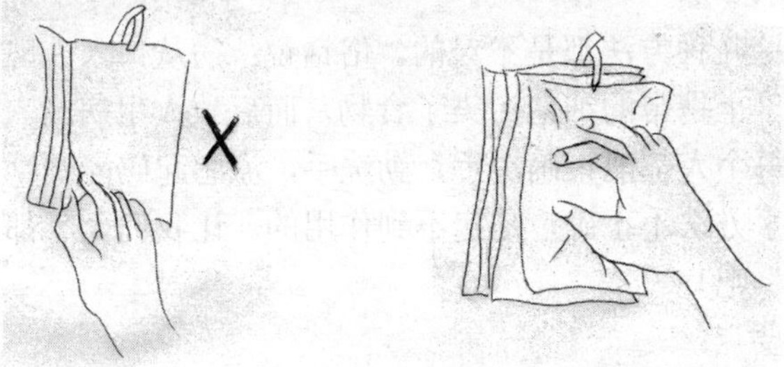

图 1-8

【金手指】

① 煮沸消毒时，从水沸之后开始计时；煮沸过程中不加入新物品；被消毒物品全部浸入水中；消毒物品的体积不应超过容器的3/4；玻璃制品应在水凉的时候放入，橡胶制品应在水热的时候放入。

② 过氧乙酸有腐蚀性和刺激性，可造成化学烧伤。光照或遇热可使其氧化分解，高热可引起爆炸，应注意使用安全，存放在深

色带盖的塑料容器内，放置在阴凉、通风处，现配现用；室内空气消毒后应通风 30 分钟再进入。漂白粉、碘酊、乙醇等化学消毒剂有挥发性，应加盖保存于阴凉避风处。

四、手的卫生

【案例5】

洗手的方法有很多种，你的方法属于哪一种呢？①在衣服上或干毛巾上擦几下就行啊。②毛巾在水里湿一下，然后用来擦手。③有人说：我们可是正正经经的洗手了，端来一盆水，我们几个人一起洗，都洗干净了，还节约水，多好。④有人说：我洗手从来不用肥皂，照样洗得干净；⑤还有人说：洗什么手呀，少洗几次还能节约宝贵的水资源……

以上这几种方法都是不对的。俗话说：病从口入。现实中很多时候是由手上携带的细菌污染了食物，而后致人生病的。有专家表示，如果每个人都能正确洗手，勤洗手，流感起码能减少一半。但是如果洗手方法不正确，是起不到作用的。让我们大家都学会正确地“洗手”吧！

操作要点：

（1）剪短指甲，摘掉戒指、手表或手链等物。

（2）打开水龙头，湿润双手并取肥皂或洗手液，均匀涂抹到整个手掌、手背、手指和指缝。

（3）用六步洗手法，如图 1-9 所示，揉搓双手，每个部位至少揉搓 5 次，总时间不得少于 3 分钟。

第一步：掌心相对，手指并拢相互揉搓；

第二步：掌心对手背沿指缝相互揉搓，双手交换进行；

第三步：掌心相对，双手交叉沿指缝相互揉搓；

第四步：一手握另一手大拇指旋转揉搓，双手交换进行；

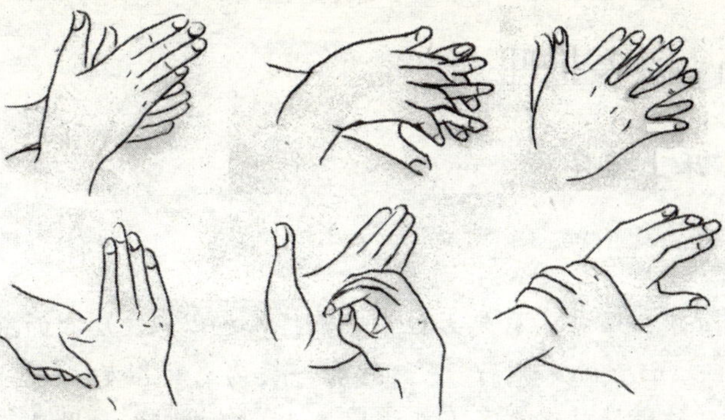

图 1-9

第五步：弯曲各手指关节，半握拳把指背放在另一手掌心旋转揉搓，双手交换进行；

第六步：弯曲各手指关节，把指尖合拢在另一手掌心旋转揉搓，双手交换进行；

第七步：揉搓手腕、手臂，双手交换进行。

（4）打开水龙头，用流水从上至下冲洗双手，至皂液洗净为止。

（5）用流水冲净水龙头后关闭，用一次性纸巾或干净小毛巾彻底擦干，或者用干手机干燥双手。

（6）涂护手霜。

【金手指】

① 一定要用流动水洗手。

② 饭前饭后，便前便后，吃药之前，抱孩子前，照顾病人前后，打扫完卫生后，接触钱币后，户外运动后，接触过血液、泪液、鼻涕、痰液、唾液或其他传染品之后，都要洗洗手。

五、头发护理

1. 床上梳发

【案例6】

王阿姨，45岁，有先天性心脏病。入冬以来，反复的感冒导致肺部感染，一直卧床养病。王阿姨有一头乌黑的长发，自生病以来，整理头发的事情就落到了女儿小丽身上。面对打结的长头发，小丽犯了难：怎么才能给卧床的妈妈梳理一个整洁清爽的发型呢？

（1）准备物品。大毛巾、梳子，纸巾、必要时备橡皮圈或头绳、发卡、30%酒精。

（2）操作要点。

① 抬起头部，将大毛巾铺在枕头上，协助患者将头偏向一侧。

② 将头发从中间分为两股，一手握紧一股头发，先梳发梢，逐渐由发梢梳向发根，动作要轻柔。对打结的长发，将头发绕在食指上慢慢梳理，避免拉得太紧，引起疼痛或脱发，如图1-10所示。已纠结成团的头发，则用30%酒精湿润后再小心梳理。

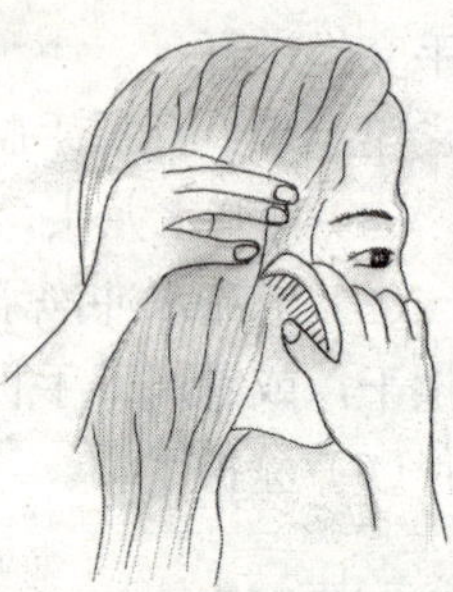

图1-10

③ 将患者头转至对侧，同法梳好另一侧头发。

④ 根据需要按摩头部。方法是将手指合拢，指尖轻轻按在太阳穴上，顺时针方向轻揉6次，逆时针方向轻揉6次；将双手放在额头上，用排列整齐的手指指腹，从眉心中线开始按压，顺序为：眉心、额头中线、头顶中线、在百会穴按揉10次，向下在风池穴（图1-11）按揉10下，最后做梳头发的动作，即双手十指微屈，由

前额发际将头发梳向脑后。

⑤ 按摩完毕，将长发酌情编辫或扎成发束。脱落头发放纸巾上包好扔到垃圾桶内，撤下毛巾。

（3）注意事项。选择圆钝齿的梳子，烫发者或头发较多者可选用齿间较宽的梳子，以免损伤头皮。

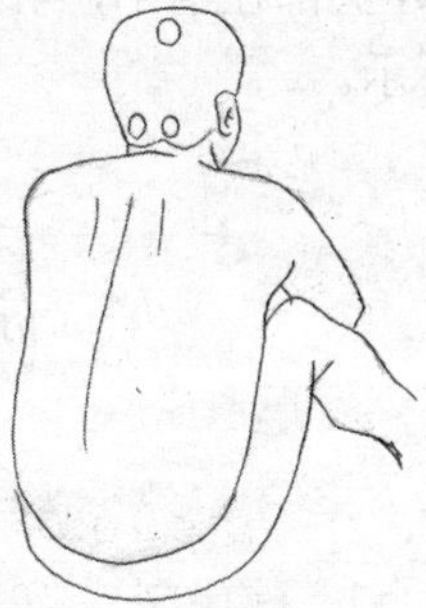

图 1-11

2. 床上洗发

【案例7】

李阿姨 51 岁，子宫切除术后刚刚出院。李阿姨是个特别爱干净的人，住院的时候没洗过头发，让她觉得难以忍受。回到家的第一件事，就是让老伴帮她洗头。这可让李叔叔犯了难。现实生活中，很多像李阿姨这样躺在床上，尤其是长期卧床的人，该怎么帮她（他）们把头发洗干净又不弄湿被服呢？

（1）准备物品。马蹄形垫（图 1-12）、毛巾、浴巾、水壶（内盛 40～45℃热水）、不脱脂棉球或耳塞、纱布或小毛巾、梳子、洗发液、水盆或水桶、电吹风。

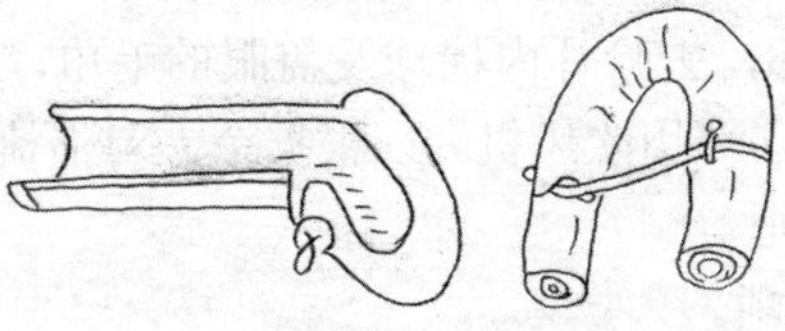

图 1-12

（2）操作要点。

① 关闭门窗，调节室温于 24℃左右。

② 取仰面斜卧位，头靠近床边，松开衣领并将衣领向内折卷，颈部围上浴巾，将枕头垫在肩下，协助患者颈部枕于马蹄形垫突起

部，头部在槽中，马蹄形垫开口端的塑料末端放在水桶中，如图 1-13 所示。

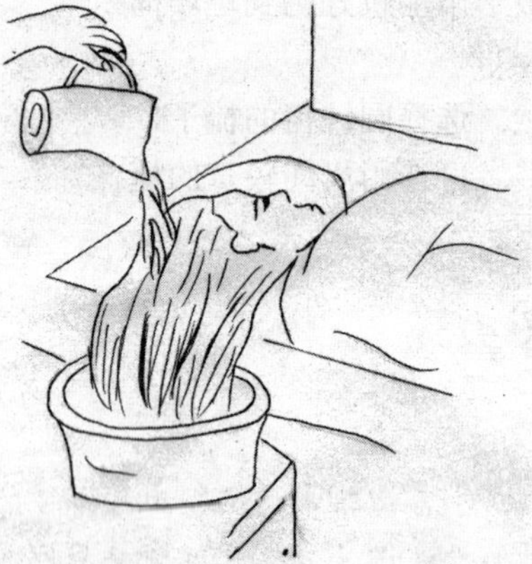

图 1-13

③ 用不脱脂棉球或耳塞塞住患者两侧耳朵，用纱布或小毛巾遮盖双眼。

④ 松散头发，倒温水将头发充分湿润，询问水温是否合适。倒适量洗发液于手心，用双手轻轻搓洗头发、头皮，并做适当按摩，以促进头部血液循环。再用清水冲洗直至清洁。

⑤ 擦干面部，去除耳内棉球及盖眼的毛巾，撤去马蹄形垫，用浴巾搓干头发（可用吹风机），根据个人习惯梳理头发。协助整理衣物，躺卧舒适。

（3）注意事项。

① 洗发过程中注意保暖；

② 长期卧床的人每周洗头一次为宜，可以使人感觉舒适，还可以促进头皮血液循环。

③ 梳头或洗头时，要注意观察面色、脉搏、呼吸的变化，如果发现有异常情况，应该立即停止；对于身体极度衰弱或病情较重

者，应避免床上洗发，必要的时候应请医护人员协助。

【金手指】

① 自制马蹄形垫。用床单或被套等卷成长条状，用塑料布或防水帆布包裹在外面，弯曲成马蹄形，可适当捆绑固定，制成马蹄形垫，槽中也要有塑料布或防水帆布。

② 为短发的患者洗头，可以用扣杯法如图 1-14 所示。将搪瓷杯倒扣在水盆中央，搪瓷杯上垫一块小毛巾，患者准备好后，将头部放在搪瓷杯上，如图 1-15 所示，然后操作者用水杯盛温水从上方浇淋，为患者洗发。洗发过程中如果水盆中水过多，可以用一根柔软合适，粗细合适的橡皮管，先放在水盆内灌满水，然后一端保持在水盆中水下，另一端反折后迅速取出放入污水桶内，污水即自动流至污水桶中，这种方法的原理是虹吸。

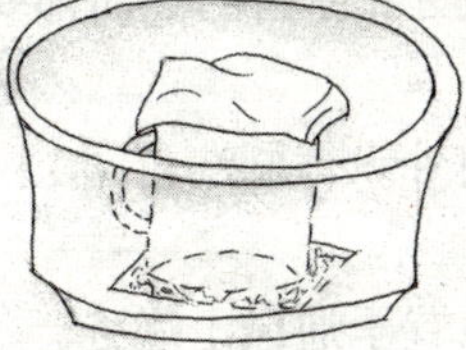

图 1-14

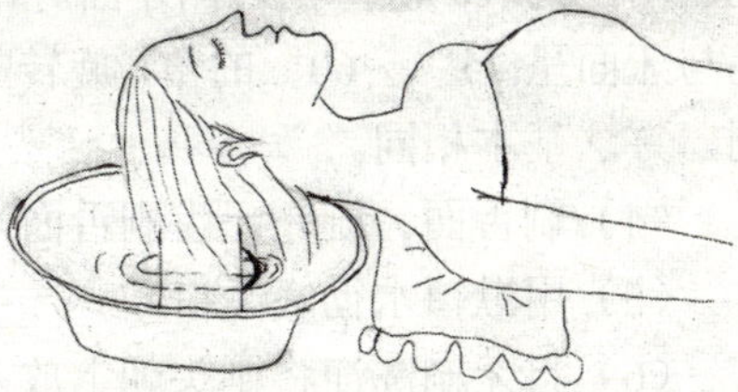

图 1-15

六、口腔护理

1. 清洁口腔

【案例8】

小王，32 岁，一个多月前开始出现刷牙时牙龈出血。最近发现即使不刷牙，偶尔闭嘴深吸气也会导致牙龈出血。因为心里很紧张，就到医院的口腔科咨询。医生说是牙龈炎，牙龈萎缩，并指出小王刷牙的方法不正确。

很多人天天都刷牙，可是依然有很多牙齿问题：有的人觉得晚上刷了牙，一晚上又没吃饭，早晨没有必要刷牙；有人半年甚至一年才换一回牙刷；有人刷完牙后把刷头朝下放在杯内，说可以避免被空气中灰尘弄脏；有的人觉得最贵的牙膏是最好的。其实，这些想法或做法都不正确。关于刷牙，怎样才是正确有效的做法呢？

操作要点：

（1）选择保健牙刷，即刷毛柔软，刷头不大，刷毛尖端磨圆，既能有效地消除牙菌斑，而又不损伤牙齿和牙龈。如发现刷毛散开变曲，倾斜应及时更换。

（2）刷牙之前先漱口，用水浸湿牙刷。挤1cm长的牙膏到刷毛上。

（3）刷牙齿各面。将牙刷毛置于牙面上，两颗两颗来回刷，原地震动，约 10 次；刷外侧牙面时，牙刷柄与牙齿咬合面平行，刷毛与牙面呈 45°～60°的角，旋转颤动着刷牙；牙齿的各面都要刷到，方法基本相同。

（4）刷舌面。刷完牙齿刷舌面，由内向外纵行刷洗舌面。

（5）用漱口水彻底漱口。

（6）将牙刷洗净将刷头朝上放入杯内，置于通风干燥处。

【金手指】

① 一定做到饭后漱口，早晚或三餐后刷牙，1～3 个月更换牙刷，经常更换牙膏，使用牙线彻底清除牙缝中的食物残渣。定期进行口腔检查，口腔医生会给您提供口腔保健指导，以保证您的牙齿和牙龈健康。

② 两岁以上的宝宝应使用儿童牙刷和含氟牙膏刷牙。儿童牙刷应该柔软且呈圆状，以避免损坏小孩脆弱的牙齿釉质。

③ 每天清晨叩齿 300 下，有助于牙齿健康。

【案例9】

赵大爷，65岁，因脑中风左侧肢体瘫痪卧床3个月，身体非常虚弱，生活不能自理，他的生活都由老伴来照顾。由于偏瘫，每次吃完饭，赵大爷的嘴里都会留有一些食物残渣，口腔分泌物也很多，甚至会顺嘴角流出。时间一长就出现了口臭，食欲更差了。像赵大爷这样身体虚弱不方便刷牙的人，怎样保证口腔清洁呢？我们可以为他做特殊的口腔护理，也就是用棉球擦洗口腔（图1-16）。

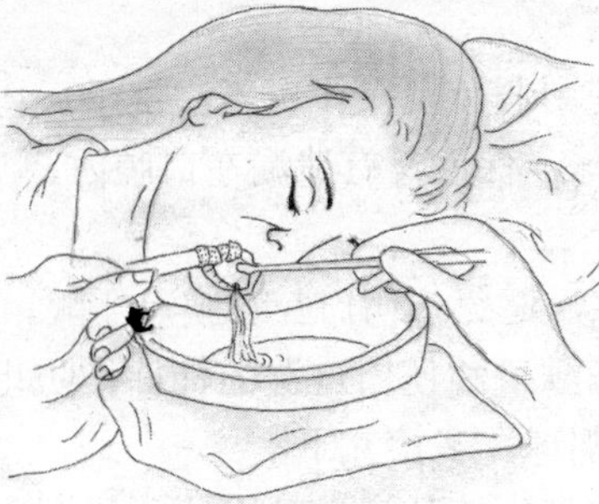

图1-16

（1）准备用物。清洁的碗1个，16～20个棉球，适量漱口液倒入碗内浸透棉球，压舌板1个、血管钳和镊子各1把，弯盘或痰盂，温开水，干毛巾，手电筒，防裂润唇膏等物品。

（2）操作要点。

① 清醒患者取半坐卧位，昏迷者侧卧，协助将头偏向一侧（以右侧为例），面向操作者，颌下围上干毛巾以保护患者衣被清洁，弯盘或痰盂放在合适位置。

② 用血管钳取棉球湿润口唇，持手电筒和压舌板观察口腔情况，检查有无溃疡、出血、感染等现象。有假牙者由操作者洗手后取出假牙，刷洗后放入冷开水中备用。

③ 用温水漱口。用镊子从碗内夹一个棉球，镊子在上，血管

钳在下，一起拧掉多余水分，镊子和血管钳不能接触。用血管钳夹紧棉球，按顺序擦洗，每擦一个部位，更换一个棉球。

④ 擦洗顺序。请患者咬合上下牙齿，用压舌板轻轻撑开远侧面颊，由内向门齿纵行擦洗牙齿的外面；同法擦洗近侧。请患者张口，依次擦洗远侧牙齿的上内侧面、上咬合面、下内侧面、下咬合面，然后弧形擦洗此侧口腔面颊部。同样的顺序擦洗近侧。最后依次擦洗硬腭部和舌头的上下面，注意不要触及咽部以免引起不适。

⑤ 再次检查口腔情况，温水漱口，根据需要涂药物于口腔溃疡处，涂润唇膏。

⑥ 如果需要使用假牙，操作者再次洗手后协助装上假牙。清点并整理用掉的棉球，保证没有遗漏在口腔内。

（3）注意事项。

① 操作应轻柔，避免损伤口腔黏膜及牙龈。

② 昏迷者禁忌漱口和使用过湿的棉球，防止误吸入气管。不能漱口者，可多备棉球，多擦几下。

③ 牙关紧闭的人应该从口腔后面磨牙处置入开口器，开口器应事先套以橡皮套或纱布。

④ 血管钳可用细竹筷代替，但要注意一次只夹一个棉球，夹紧棉球，避免脱落。

⑤ 润唇膏可用石蜡油代替。

【金手指】

① 一般情况下用冷开水漱口即可，发生牙龈脓肿、牙周炎、口腔溃疡等急性炎症时，在医生的指导下使用药物性漱口水。常用漱口水有生理盐水、朵贝尔溶液、1%～3%过氧化氢溶液、2%～3%硼酸溶液、0.1%醋酸溶液等

② 新生儿从不到 6 个月大时，就应该开始牙齿的护理工作。最简单易行的方法就是在每次进食之后，用浸过清水的棉棒擦拭牙

床。这样做既可以避免食物和奶渍遗留在宝宝的牙床上，又可以帮助他将来养成清洁口腔的习惯。

【案例10】

韩女士46岁了，牙口一直很好，就是牙齿有些稀，吃饭容易塞牙。所以剔牙是韩女士饭后的第一要务。最近韩女士却发现：她的牙缝变得越来越大，反而更容易塞牙；牙龈也开始有出血现象；牙齿对冷、热、酸、甜也变得越来越敏感。像韩女士这样的情况，你遇到过吗？知道应该怎样处理吗？

首先应该恰当地使用牙签，或者选用牙线；儿童最好学会使用牙线。

（1）选用优质牙签和牙线。牙签以硬质、不易折断、光滑无毛刺、横断面扁圆形或三角形为佳，尖端略细，最好是购买市售成品牙签，要注意保持清洁。

（2）牙签剔牙。牙签以45°角进入牙齿与牙龈之间，尖端指向咬合的方向，侧缘接触于牙齿间隙的牙龈，顺着每个牙缝的两个牙面慢慢滑动，用力不可过快、过猛。用牙签的侧缘沿着牙面刮净牙面，特别是在牙的根面和相邻牙根交界的部位。

（3）使用牙线。抽出一段牙线（约长30cm），将线两端缠在左右手中指上；用食指与另一只手的拇指绷紧牙线，两指间的距离约5cm；用缓和的拉锯样的动作，将牙线拉入两牙之间，牙线轻轻通过两牙之间接触点，使牙线紧贴在牙面上，上下内外牵动牙线，嵌塞的食物即可随牙线的移动而被带出；把牙线紧贴牙面成“C”字形，缓和地从牙根向牙冠方向移动，即可清除附着在牙邻近面上的牙垢和菌斑，每一个牙面要上下剔刮4～6次，直至牙面清洁，最后拉锯样动作取出牙线，如图1-17所示。

（4）漱口，以去除遗留下来的菌斑和食物残渣。

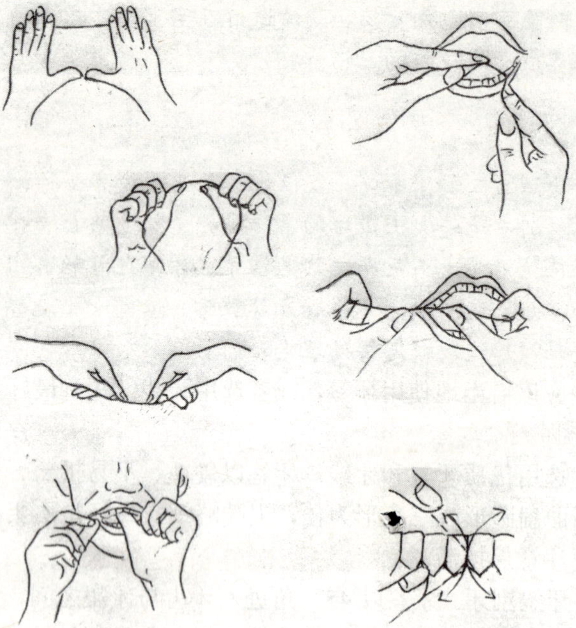

图 1-17

【金手指】

① 有人塞牙后急于剔除、随便拿起什么就剔，如小刀、火柴棍、大头钉、发夹等，这不仅对牙齿和牙周组织有害，还会加大牙齿间的缝隙，造成更加严重的塞牙。有条件的情况下（尤其是牙间隙不大的中、青年人），应尽量使用牙线，这有利于口腔健康的长期维持。

② 使用牙线时注意，切勿用力过大，以免损伤牙龈。要用不同节段的牙线进入不同的牙缝内，保持始终以清洁的牙线去除菌斑。

2. 假牙的护理

【案例11】

最近，张伯伯镶了一口洁白的假牙，却增添了新的烦恼。首先是感觉吃饭不香，没滋味。其次，张伯伯嗜茶如命，抽烟更是从不间断，一段时间后，假牙的颜色就发生了变化。更要命的是，牙龈经常发炎，甚至发展到脓肿破溃，连吃饭、喝水都痛苦不堪的地步。到医院一看，医生给他的处方竟是“注意假牙卫生，定时清洗”。那张伯伯应该怎样做呢？

操作要点：

（1）操作者洗净双手或戴上橡胶手套。

（2）先卸上颚假牙，后卸下颚假牙。卸上颚假牙时，应将两手的食指放在前面，将拇指伸进内侧，如图 1-18 所示，用食指往里一推就能卸下来，也可以捏住假牙的前齿上下轻轻活动；卸下颚假牙时，食指在内、拇指在外夹住假牙，如图 1-19 所示，用食指把假牙向外推着卸，一卸就下来了。

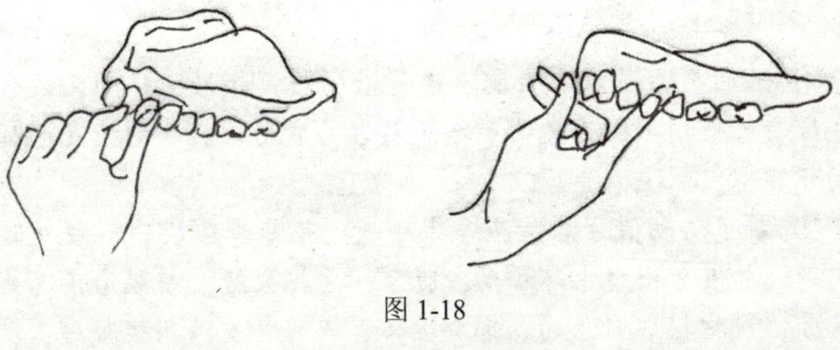

图 1-18

（3）正确保养假牙。每次进食后和睡前，把假牙取下清洗并漱口。睡觉前用牙膏或牙粉洗刷，刷假牙的方法与刷真牙是一样的，应用软毛刷，不要用力过大，以防塑料牙或基托过度磨损。刷洗干净后，将假牙泡在冷开水、当天的淘米水中或低浓度的小苏打溶液中（弱碱性的小苏打溶液可抑制假牙表面白色念球菌的聚集和繁殖，减少口腔黏膜发生念珠菌性口腔炎的可能性），也可使用假牙清洁片，将其按比例配成溶液浸泡假牙，通常浸泡 5 分钟即可，戴前将假牙用清水冲洗干净。

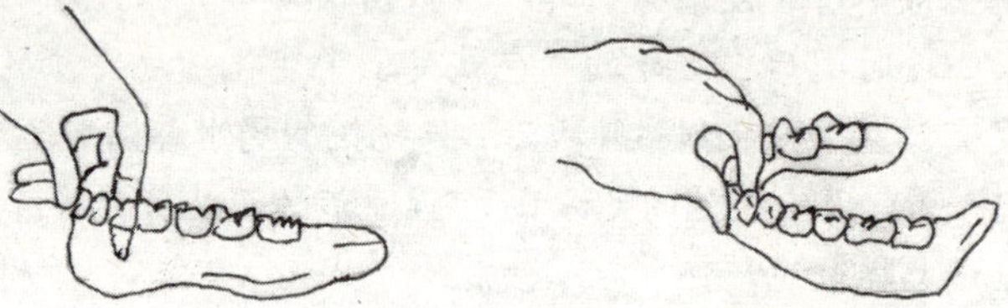

图 1-19

（4）戴假牙时从上颚开始容易些。戴上颚假牙时，应该用两个拇指推假牙的中央，使假牙和牙龈紧紧吸附；戴下颚假牙时，应该用两个食指从左右两侧夹住假牙，拇指放在下颚下部上下夹持以固定。不要强用力，更不要用牙咬，以免塑料基托部折断，不锈钢丝变形。

【金手指】

① 活动义齿做好后长期不戴是错误的。如果同样的义齿有两个也应交替使用，因为义齿长期干放容易变形，真牙的情况也有变化的可能。

② 戴了活动假牙后，应每半年或一年复查一次，以便及时发现问题。如假牙出现卡环松动、脱落，牙托裂缝、断裂等情况要及时修复，应把损坏假牙的各部分妥善保存好，交给医生处理。

③ 活动假牙的咀嚼能力比真牙差，不要吃过硬及过黏的食物，尤其初戴的时候，应先吃较软的食物，再逐渐增加食物硬度。

④ 假牙一定不要用酒精及热水等浸泡消毒，因为酒精会使假牙老化变形，热水会使假牙软化。

七、皮肤护理

1. 盆浴和淋浴的援助

【案例12】

老王58岁，两天泡一个澡的习惯维持了30多年。前一阵因脑卒中使其左侧肢体瘫痪后，妻子儿女把老王照顾得无微不至，什么也不让他做，更不同意他泡澡，这让他非常苦恼……其实他们的这种做法是错误的。照护的主体是患者，我们应该首先确认患者本人能做什么，想做什么，促使其本人发挥自主性，而不是事事包办，强制而行！顺则孝，要最大限度地发挥老人的主观作用，唤起老人的生活热情！但让一个瘫痪的老人去泡澡，的确有一定的危险。在老人洗澡的时候，我们应该怎样帮助他们呢？

（1）准备物品。浴皂、擦澡巾、浴巾、清洁衣物、椅子、轮椅等。

（2）操作要点。

① 调节浴室温度在26℃左右；水温夏天在37～39℃，冬天在40℃左右，不可超过42～43℃，以免增加心脏的负担。

② 确认是否需要大小便，尽量在入浴之前排空大小便；不能行走或行走不方便者，可以用轮椅运送患者进浴室。

③ 坐在椅子上脱衣服，患者能自己做的，尽量让其自己做；协助者戴围裙，站在患者身后保护其安全，并根据具体情况给予援助。

④ 患者坐在椅子上，淋浴清洗身体，能自己洗到的地方，尽量让其自己洗。协助者可以帮助患者向其背部淋温水，用暖毛巾盖在入浴者身上，以协助其保暖。

⑤ 若是盆浴，则利用扶手小心而缓慢地进入浴盆，泡澡不要超过10分钟。若是偏瘫患者，入浴时应让健侧肢体先进入浴盆，出浴时应让患侧肢体先出来。出浴时要缓慢，以防脑部供血不足而引起体位性眩晕。泡澡后坐在淋浴椅子上洗澡，方法同淋浴。

⑥ 协助患者彻底擦干身上的水珠后更衣，充分休息后返回。

【金手指】

① 饭后须过1小时才能进行沐浴，以免影响消化。

② 水温不宜太热，室温不宜太高，时间不宜过长，以免发生晕厥或烫伤等意外情况。

③ 盆浴和淋浴的身体状况要求：测量体温（腋窝处）在36～37℃之间。测量血压，收缩压低于160mmHg，舒张压低于100 mmHg。

④ 操作过程中密切观察患者表现，如果出现面色苍白、出冷汗、身体颤抖、呼吸困难、心慌等情况，要立即停止洗浴，及时处理。

2. **床上擦浴**

【案例13】

秦爷爷，84岁，半年前因脑卒中导致左侧肢体偏瘫。出院后，他开始话多起来，并且凡事以自我为中心，爱管别人的闲事，情绪容易激动；另一方面，很多简单的事情却怎么也做不好。秦奶奶每天专心照顾他，可总是手忙脚乱，累得够呛。夏天到了，稍一活动就流很多汗，经常洗澡是非常必要的！但秦爷爷自己不能洗澡，秦奶奶只好给他在床上进行擦浴。怎样才能省时省力、科学有序的进行床上擦浴呢？

（1）物品准备。洗脸盆，水壶（内盛适量47～50℃的热水），暖壶，小毛巾2条，大毛巾1条，香皂或沐浴乳，污水桶，换洗的睡衣，清洗和擦拭会阴部的物品（参照会阴部的清洁），必要时备大便器、清洁床单、被套、枕套等。

（2）操作要点。

① 调节室内温度至24℃，关好门窗，拉上窗帘，以防患者受

凉。擦浴前先协助排空大小便。

② 准备热水。将温水倒入盆中。

③ 擦洗面部。将大毛巾铺在患者颈下,包住被头。先用毛巾一角由内眼角向外眼角擦洗眼睛，换毛巾另一角擦洗另一只眼，如图 1-20 所示；之后把小毛巾折成两层缠在手上成手套式，如图 1-21 所示，依次擦洗额头、脸颊、鼻子、口部、下颌、耳朵和颈部皮肤皱褶处，注意不要把枕头弄湿；更换热水。

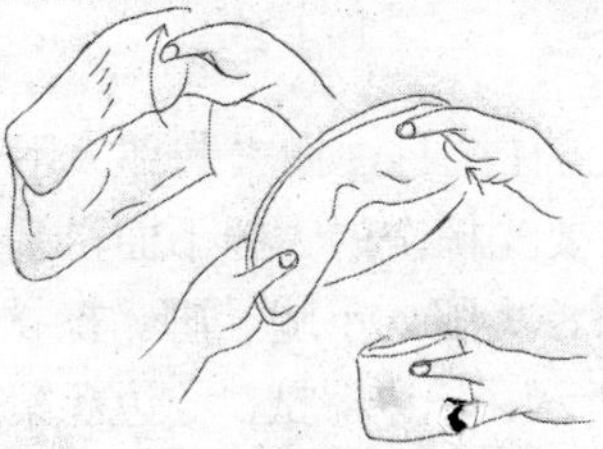

图 1-20

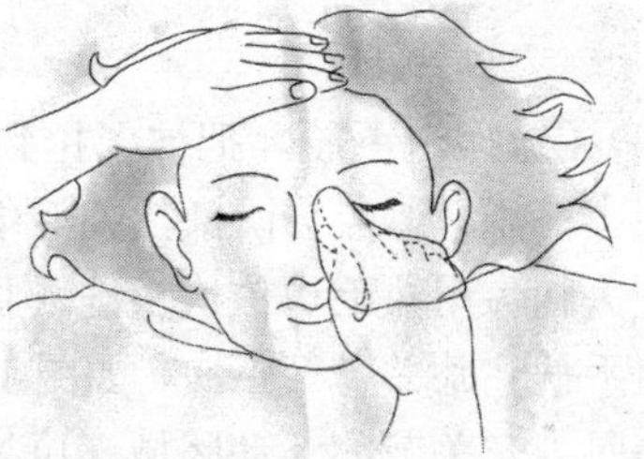

图 1-21

④ 擦洗上肢。在被子里面解开患者衣服并帮助脱下（先脱近侧，后脱远侧；如果胳膊有外伤，则后脱受伤的胳膊）衣袖，将大毛巾铺在近侧床边上，胳膊放在大毛巾上，按照从肩到手腕的顺序擦洗。同法擦洗另一侧手臂。浸泡清洗双手。

⑤ 擦洗胸部。将大毛巾从被子下面伸进去，遮盖胸腹部，褪下被子。将毛巾从前胸向下盖到下腹部，将另一块大毛巾折成 U 字形或 V 字形盖住两臂，如图 1-22 所示。顺着乳房走形进行环形擦拭，然后擦拭侧胸部及腋窝，如图 1-23 所示；女性要注意乳房下部的清洁。

⑥ 擦洗腹部。将被头掖进内衣里，防止露出和濡湿。将大毛巾下缘掀起，顺肠道走行擦拭腹部，如图 1-24 所示。擦拭肚脐里的污垢时，如果污染严重，可以用浸有橄榄油的棉签去除污垢。更换热水，认真清洗小毛巾。

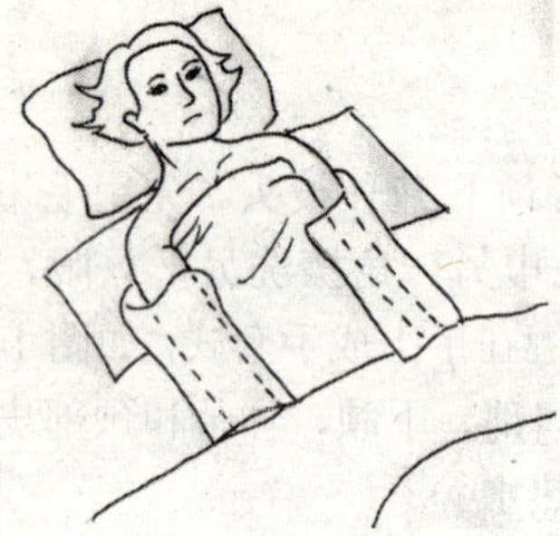

图 1-22

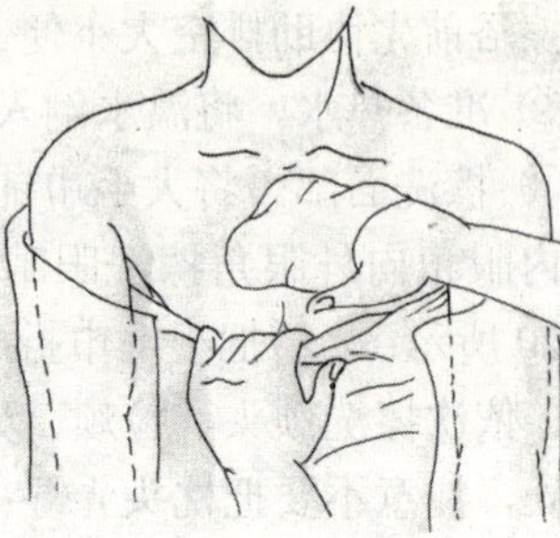

图 1-23

⑦ 擦洗下肢。把被子拉到肩头盖住全身，撤去胸部大毛巾。脱去裤子，遮盖会阴部，大毛巾铺在要先擦洗的大腿下面，暴露该侧大腿，用热毛巾依次擦洗大腿根部、大腿、小腿、脚。擦拭时，用手扶住膝关节及下肢，如图 1-25 所示，一边擦拭，一边观察下肢的肌力及关节的活动区域。更换热水，认真清洗小毛巾。

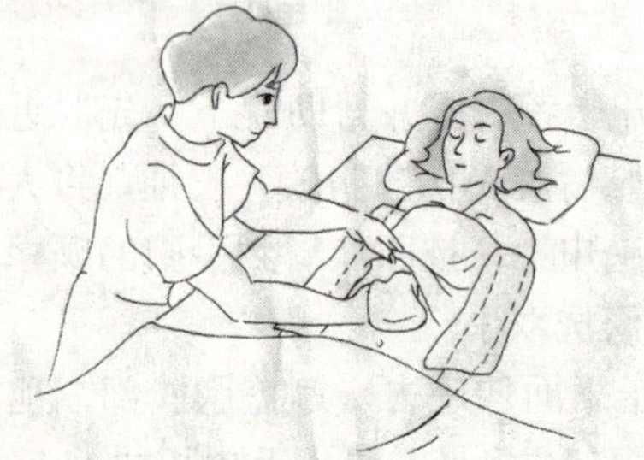

图 1-24

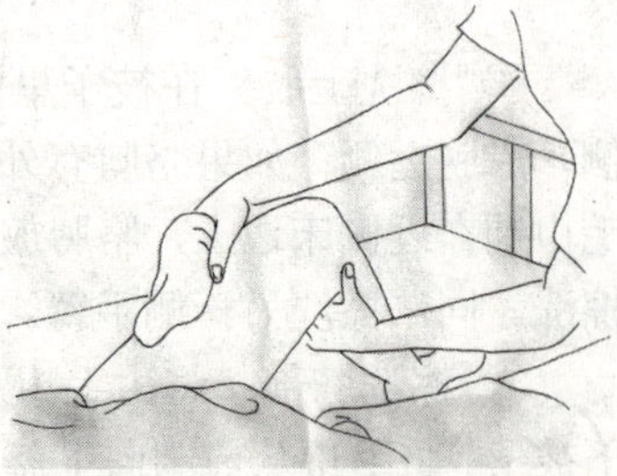

图 1-25

⑧ 擦洗背部。协助侧卧使患者背向操作者，背部盖上大毛巾，被子撤至尾骨处，上缘掖进内衣里，防止露出和濡湿，如图 1-26 所示。用热毛巾擦洗背部和臀部，边擦拭边观察皮肤的情况。擦洗完毕帮助患者穿上清洁上衣。

⑨ 擦洗会阴。能够自理的患者，可以准备好毛巾后让其自己

擦拭。另外根据需要，也可以协助进行会阴部清洗（详见会阴部清洗）。擦洗完毕帮助患者更换清洁裤子。

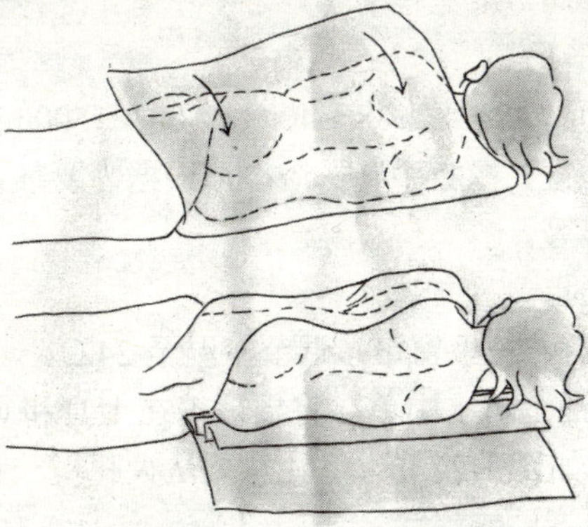

图 1-26

⑩ 可根据需要更换床单、被套、枕套等，协助患者舒适躺卧，开窗通风。

【金手指】

① 擦浴过程中注意保护好患者：防止坠床；防止着凉；密切观察反应，如果出现面色苍白，出冷汗等情况，应立即停止操作。

② 为了擦拭干净，有时候需要用香皂或沐浴露，此时每个部位的擦洗都可以分三步进行。第一步：浸湿毛巾稍拧干，打上香皂擦洗。第二步：更换稍湿毛巾擦去皂沫。第三步：更换干毛巾抹干。擦洗过程中要经常更换清洁热水调节水温。

3. 会阴部清洁

【案例14】

陈阿姨，45 岁，心脏病手术后在家输液（打点滴），医生嘱其一定卧床休息。手术后陈阿姨非常虚弱，近二十天没能洗澡。身上还可以忍受，会阴部却瘙痒难耐。家人到医院咨询，医生说：这是汗液和污物刺激的，清洗一下就好了。可是，这样私密的地方，怎样清洗才合适呢？

（1）准备物品。温水（38～40℃，500～1500ml）、防水中单、肥皂、纱布、脸盆、橡胶手套、浴巾，根据需要准备毛毯、内衣、新尿布或大便器等。

（2）操作要点。

① 关闭门窗，拉上窗帘，调节室温至24℃。

② 在臀下铺上防水中单。将棉被盖在上身和对侧腿上，近侧腿用浴巾包裹，如图1-27所示，注意要从大腿根一直盖到脚尖。处理好衣被防止弄湿。

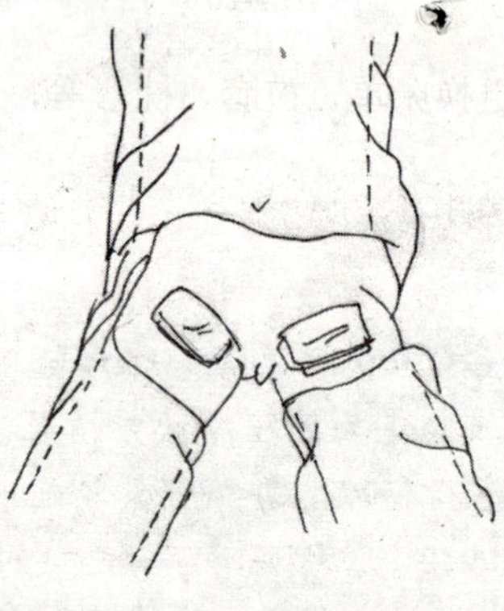

图1-27

③ 双腿屈曲稍外展，如果不能耐受，可以在膝下垫枕用以支撑。臀下放尿布，无法在尿布上进行者，可以使用大便器。使用大便器时，在腰部下面垫上枕头，以提高腰部舒适度。

④ 在耻骨部到腹股沟间多放一些纱布，如图1-27所示，也可以从耻骨向两侧铺盖浴巾，防止水流向腹部。

⑤ 戴上手套。将毛巾缠在竹筷上，浸湿毛巾，一边轻轻向阴部淋浇温水，一边用毛巾轻轻擦洗。擦洗的顺序是，从上往下，从外向内，也就是先擦洗阴阜（长阴毛处），再依次擦洗两侧大腿内侧、两侧大阴唇。更换干净毛巾擦洗小阴唇、尿道口，最后擦肛门处。

⑥ 男性阴部清洗顺序。阴阜、两侧大腿内侧，更换毛巾后清洗龟头、包皮内侧、阴茎和阴囊，最后清洗肛门。

⑦ 冲洗完毕用干毛巾擦干。撤掉污染的尿布（或大便器）和防水中单，为患者穿好衣裤，盖好棉被，协助取舒适体位，开窗通风。

4. 更换衣裤

【案例15】

华子39岁，女儿也13岁，就要上初中了。两年前，华子发现自己的手经常不听使唤，总以为是累的，一直没往心里去。一次骑自行车上班的路上，华子又突然四肢无力，整个人从自行车上翻了下来，身上多处摔伤。这次华子忍不住了，去医院检查，最后的结果让华子几乎崩溃了：重症肌无力。从此华子的生活就像跌进了万丈深渊。病情越来越重，力气也越来越小。现在，华子躺在床上几乎一动不能动。激素治疗使她的体重由50kg骤升到86kg。老公既要照顾孩子，又要工作赚取医药费。照顾她的任务就落到了老母亲身上。现在的华子很胖，大小便不能自理，需要经常更换衣裤、擦洗身体。这对六十多岁的老母亲来说，是个非常大的工程。每次都手忙脚乱，还累得满头大汗。心疼得华子想一死了之。怎么做才能既轻松，又舒服地帮助华子更换好衣服呢？

操作要点：

（1）关门窗，拉上窗帘，调节室温至22～24℃左右。

（2）洗手，准备清洁睡衣裤。

（3）更换上衣，注意脱脏上衣的同时穿清洁上衣。

① 将上衣扣子或腰部衣带解开，先脱近侧衣袖，如果不好脱就将衣服从两侧同时向下褪到肩部以下。按照肩、肘、手的顺序抽出近侧上肢。将脏上衣向内卷起，置于患者身下。

② 将手逆行插进清洁上衣的袖子，拉住被操作者的手，顺势套上衣袖，如图 1-28 所示。其余部分塞到患者身下。

③ 操作者扳住被操作者对侧肩膀和腰臀部，使被操作者向操作者一侧侧卧，操作者一手扶住被操作者肩膀，用另一手从患者身下先抽出脏衣，并脱下来，然后抽出干净的衣服，展平清洁上衣的远侧衣袖，一手托患者的手臂，使其肘部弯曲，另一手从袖口处逆行伸进袖中，抓住被操作者远侧的手，拉入袖中，如图 1-29 所示；将袖子拉到肩部，整平衣领，扣好扣子或系好腰带，抻平上衣皱褶。

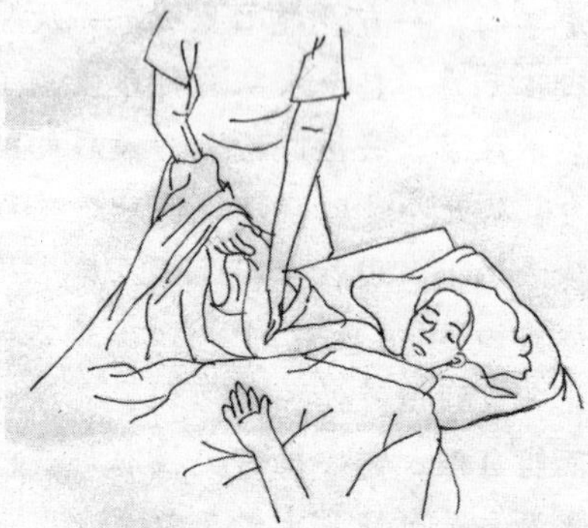

图 1-28

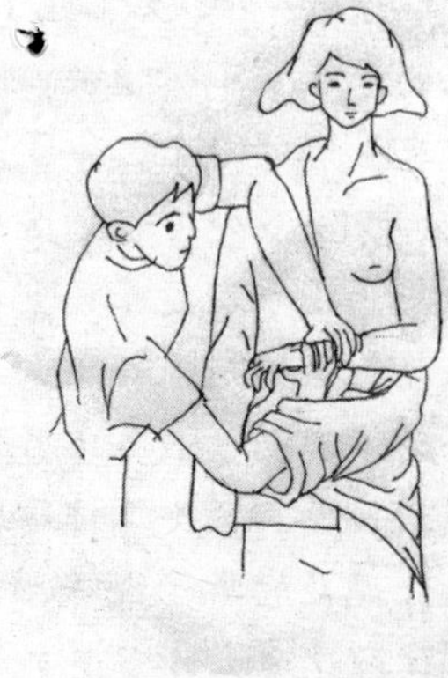

图 1-29

（4）更换裤子。

① 脱去脏裤子。将裤子褪到臀部，帮助被操作者屈膝，用一手支撑患者腰部使臀部抬高，用另一手将裤子从后腰拽至大腿；放下患者，两手一起将裤子脱到被操作者的脚跟；一手支撑起脚跟，另一手脱去裤子。

② 穿上清洁裤子。把裤腿收卷起来，把脚套进裤腿内，套好两只脚后，两手同时向上提裤子，至臀下时，一手托患者腰部，另一手往上拉好裤子；放下腰部，放平双腿，整理平展。

【金手指】

当患者一侧上下肢有伤病或活动障碍时，应遵循从先脱健康一侧，再脱疾患一侧，先穿疾患一侧，再穿健康一侧的原则。先脱健侧衣袖，然后取健侧向下、患侧向上的侧卧位，脱患侧衣袖。保持侧卧位不变，从患肢开始穿清洁上衣的衣袖，抻平衣服，协助取仰卧位，最后穿上健侧的衣袖。

5. 更换卧位

【案例16】

钱奶奶 75 岁，一个月前因脑中风瘫痪在床。钱奶奶原本性格开朗、手脚勤快，但现在经常哭一阵笑一阵，大小便也不受自己控制了。换衣服的时候，女儿发现老母亲的臀部皮肤发紫，有小小的水泡，像是烫伤一样，这是怎么回事呢？原来是压疮。其实，对于有意识障碍或躯体活动障碍而不能自主活动的人来说，长时间保持同一姿势，很容易发生压疮及末梢循环障碍、关节挛缩、肌力下降、坠积性肺炎等一系列并发症。要想预防这些并发症，护理者需要经常协助患者更换卧位。

操作要点：

（1）观察患者的状态，决定应变换的体位，留意患者身上特殊的管道，如输液管道、鼻饲管、吸氧管、负压吸引装置、导尿管及尿袋等，设计好方案。

（2）协助患者翻身侧卧。

① 使患者双臂交叉放于胸前或腹部，双膝尽可能保持屈曲状

态，如图 1-30 所示。

② 将手伸入患者肩下，扶住患者肩膀用力拉向自己；然后取半蹲姿势，两手伸入患者腰背下，抱住患者腰背部，轻轻抬起患者，向近侧移动，如图 1-31 所示；最后双手抱住下肢移向近侧。操作者一手扶着患者的肩，另一手扶患者膝部，两手同时推患者，使其向内侧翻身，如图 1-32 所示。

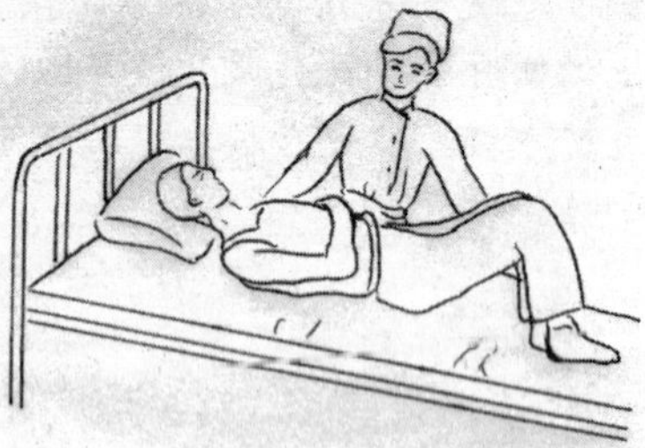

图 1-30

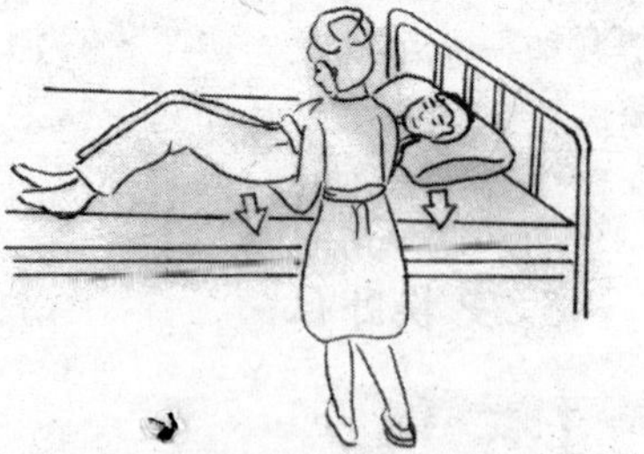

图 1-31

③ 翻身后，协助患者躺卧舒适，可以在患者胸前、后背、两膝之间分别放置一个软枕头。

（3）协助患者移向床头。患者长时间躺在床上活动，可能身体会滑向床尾侧，我们需要协助她移向床头。

① 将枕头竖立于床头，以保护患者，放止撞伤头部。

② 患者双臂交叉于胸前，双膝屈曲，操作者一手伸入患者肩下，一手托住臀部，抬起患者身体向床头移动。如有可能，嘱咐患者用双手握住床头栏杆，双足抵住床面，配合操作者的动作，脚蹬床面，同时挺身上移，如图 1-33 所示。

③ 放回枕头，使患者躺卧舒适。

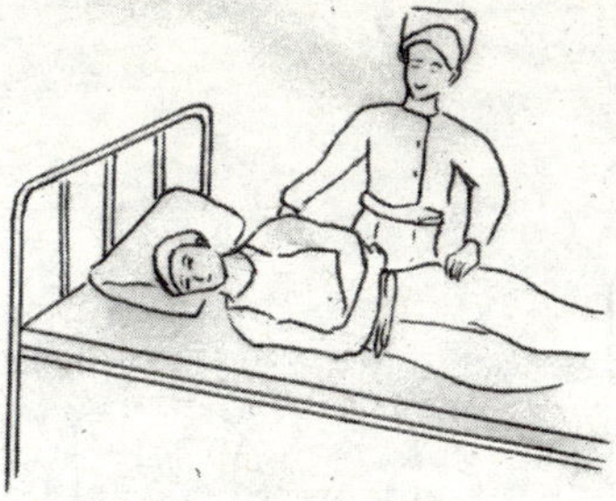

图 1-32

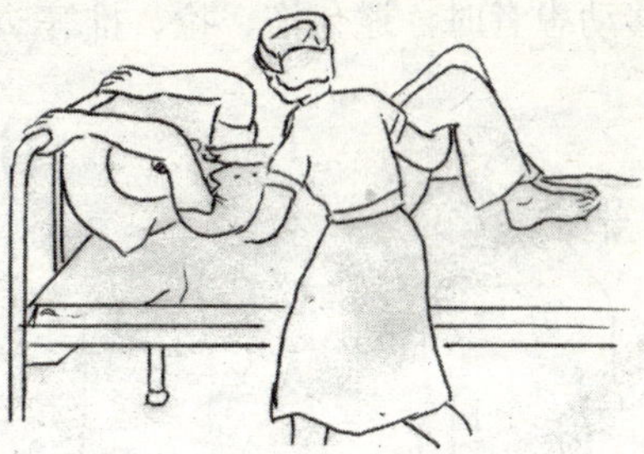

图 1-33

6. 压疮的预防和护理

【案例17】

屈某，女，64 岁，安徽霍邱人，五年前从高处掉下，当地医院诊断为："胸椎粉碎性骨折"，术后双下肢瘫痪，只能长期卧床。一年后患者臀部相继出现水疱、溃烂、流脓等。在家自行换药治疗后病情不见好转，反而更加严重。患者臀部中后方逐渐形成一个不断往外流脓、散发恶臭味的大窟窿，遂于 2009 年 6 月 18 日入院治疗，最后行"骶尾部压疮切除、整形术"治疗。

压疮是卧床不起者最常见的并发症，原因是长时间一个姿势卧床、营养不良或不洁，多发生在易受压的骨隆突部位，如图 1-34 所示，会导致皮肤破损、溃烂或感染，有时还会诱发其他疾病。压疮不仅会给患者及其家属带来非常大的痛苦，而且短时间内难以愈合。因此，预防压疮的照护极为重要。

操作要点：

（1）压疮的预防。

① 避免局部组织长期受压。避免长期卧床是预防压疮的最简单也是最有效的方法，而 90%的"长期卧床"者是能坐起来的；白天尽量坐起生活。至少每隔 2 小时就应帮助患者翻身一次。翻身或

移动患者时，避免拖、拉、推等动作。

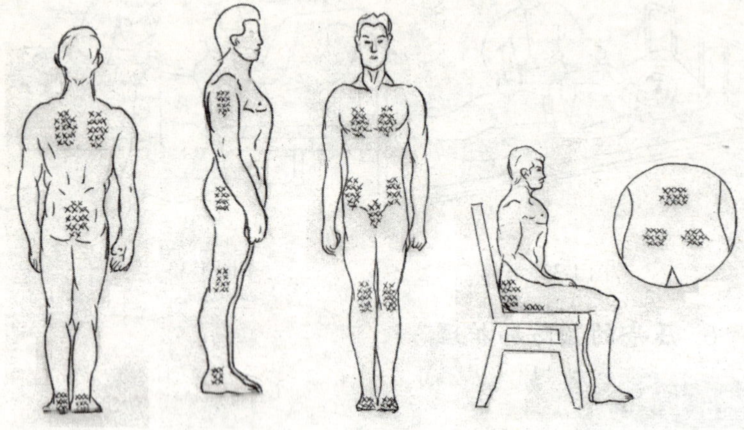

(a)　(b)　(c)　(d)

图 1-34

② 主动运动。如果需要较长时间在床上、轮椅或椅子上生活时，要每隔 30 分钟到 1 小时做一些移动臀部的活动以缓解局部压力。具体方法如下。

- 双手抓住扶手，用力将肘部伸直直至臀部抬离床面或椅面，保持大约 10 秒，然后放松还原。
- 身体转向一侧，双手抓住同一侧的扶手，将另一侧的臀部抬高，保持大约 10 秒，然后还原。双侧交替做。
- 将一侧腿抬起放在另一侧膝关节上，身体稍向前曲，使同侧臀部抬离椅面，保持大约 10 秒，然后还原。双侧交替做。
- 如果坐在轮椅上，一手抓住同侧轮椅的后轮，另一手抓住对侧轮椅的扶手，抓住轮椅后轮的手用力将肘关节伸直，直至同侧臀部抬离椅面。

以上动作每次反复做 1～2 分钟。

③ 按摩骨隆突处皮肤，促进血液循环。平卧时，将手放入臀下，掌心向下向上均可，充分感受皮肤温度和受压力情况，按摩皮肤 5 分钟，每 20 分钟重复一次。侧卧位时，侧身要侧到位，半平半侧（斜侧）卧位时应用软枕支撑腰背部。对皮肤颜色、温度、质地正常的受压部位可用 50%红花酒精倒入掌心，由轻→重→轻按摩 5～10 分钟；发现皮肤变红，则不宜进行皮肤按摩，可悬空压红部位，一般解除压力 30～40 分钟后皮肤颜色可恢复正常。皮肤持续发红、发绀、更不宜按摩，以免加重损伤。

④ 床单保持干燥整洁，不用掉瓷的便盆。

⑤ 加强全身营养。给予高蛋白、高热量、高维生素饮食，防止出现贫血和低蛋白血症。

（2）如果压疮已经发生，要及时处理，以防引起败血症等严重全身感染。根据压疮的表现，一般分为三期：

① 淤血红润期。局部皮肤出现红、肿、热、痛和麻木，短时间内不见消失。此时如能及时增加翻身次数，可以有效地阻止压疮的发展。还可以用 40W 灯照射局部皮肤，烤灯距离皮肤 50cm，每次 20 分钟。

② 炎性浸润期。皮肤表面呈紫红色，易发生皮下渗出，出现水疱；水疱极易破溃，如表皮剥脱可显露出潮湿红润的创面。对细小水疱用无菌纱布包扎，防止破溃，促进水疱自行吸收；大水疱应消毒局部皮肤，用无菌注射器抽出水疱内液体（不剪表皮）后，表面涂以 2%碘酊或用红外线照射，每次 15 分钟，保持创面干燥。若水疱已经破溃，露出创面，则应消毒创面及创面周围皮肤，再用无菌敷料包扎；更换敷料次数不宜过多，以免影响上皮组织的生长。

③ 溃疡期。组织坏死、感染，出现脓性分泌物；若溃疡向周围及深部扩展，可以达到骨膜或关节，如细菌浸入血液循环可引起败血症，造成全血性感染。可用剪除法和化学腐蚀法清除坏死组织。组织创面可用生理盐水或双氧水冲洗，渗出多的创面应每日换药两

次，还可用紫外线、红外线照射。必要时可根据全身症状应用敏感的抗生素控制感染，如压疮面积大且合并感染，病情重，应送当地医院治疗。

【金手指】

① 压疮发展到溃疡期，就有发生脓血症和败血症的可能，会危及患者生命，因此我们应充分认识压疮的危害，发生原因，以预防为主。要勤观察容易发生压疮的部位，如骶尾部、肩胛骨处、足跟处等骨头较突出、皮下脂肪少的部位，如图 1-34 所示。勤翻身、勤换洗衣裤、床单。加强营养，多吃富含蛋白质、维生素的食物。

② 一旦压疮发展到炎性浸润期就应该请医护人员协助处理，不可拖延，以免造成不必要的伤害。

八、饮食护理

1. 不同患者的饮食要求

【案例18】

周妈妈高血压 13 年，冠心病 10 年，于半年前在医院检查身体时发现血糖高；马爷爷 73 岁了，最近一直咳嗽，去医院检查，发现是肺结核；钱奶奶因中风卧床不起 1 年了，身体越来越虚弱；小赵工作压力大，饮食不规律，最近一直上腹部疼痛，检查发现是胃溃疡……不良的饮食习惯会导致很多疾病发生或加重。

科学饮食，因人而异，因病而异。民以食为天！良好的饮食习惯对任何人，尤其是患者，非常重要！

要点解析：

（1）高血压患者宜低盐饮食，尽量减少酱油、咸肉、咸菜、咸鱼、火腿、加碱或发酵粉等制成的面食等含钠盐多的食品的摄取。

肥胖者适当控制饮食，少食多餐，避免过饱；多吃新鲜蔬菜，戒烟酒；减少动物脂肪及淀粉类食物的摄入，多进食蛋、奶、鱼、豆、肉等富含蛋白质的食物。

（2）冠心病、心绞痛患者应“三低饮食”，即低盐、低脂、低胆固醇食品，控制体重。平时宜少食多餐，每日以 4～6 餐为宜，不吃或少吃动物油及脂肪，选用植物油，如豆油、玉米油、菜子油等。供给充足的维生素和矿物质，禁烟禁酒。

（3）肺结核患者宜食富含蛋白质的食物，如牛奶、鱼类、瘦肉及豆制品，同时还应摄取定量的钙、铁和多种维生素，适量服些蜂蜜和蔗糖。肺炎患者饮食法则：少吃多餐勿过饱，细嚼慢咽要吃好；饮食温热勿贪凉，牛奶稀粥为最妙，油腻、咸苦不宜进，清淡食品为最好。

（4）消化道溃疡患者应尽量减少蛋白质类食物的摄入，少食多餐，每日 4～5 餐为宜，忌过冷、过热、过硬及辛辣刺激性食物，戒烟、酒、咖啡、浓茶、碳酸性饮品（汽水等），饭后不宜运动。

（5）腹泻患者应定时定量进食，每餐不宜过饱，最好吃些清淡、易于消化吸收的低纤维食物，减少脂肪及蛋白质的摄入，禁忌生冷及辛辣刺激性食物，不吃油炸食物。

（6）便秘患者若胃肠消化功能好，膳食中可增加含纤维素较多的蔬菜和水果，如芹菜、菠菜、韭菜、苹果、梨等，多吃些粗粮。养成多饮水的习惯，每日饮水量应保持在 2500ml 左右，白开水中可适当加些盐。另外，应经常吃些润肠软便食物，如蜂蜜、果脯、香蕉、核桃仁、芝麻、琼脂等。

（7）肝胆病患者应给予适量蛋白质，限制胆固醇。饮食应适量食用鸡、鱼类、瘦牛肉、瘦猪肉、豆腐、豆浆等；供给足量易消化的糖，多给予含淀粉高的食物，适当增加蔗糖、葡萄糖及蜂蜜等；限制富含胆固醇的食物，忌用油煎、炸、炒等烹饪方法，饮食宜少食多餐。

（8）糖尿病患者应给予低盐、低脂、低糖、低胆固醇、低刺激性的清淡饮食，按时吃药而且要按时吃饭以避免低血糖。戒烟酒。

（9）中风患者限制脂肪，多吃蔬果。康复期宜以清淡、少油腻、易消化的柔软平衡膳食为主。限制动物脂肪，如（猪油、牛油、奶油等）以及含胆固醇较高的食物（如蛋黄、鱼子、动物内脏、肥肉等）；可选用植物油，如豆油、茶油、芝麻油、花生油等。

（10）支气管哮喘忌酒、忌过咸的食物，少食多餐。多吃高蛋白食物如瘦肉、肝、蛋、家禽、大豆及豆制品等，增加热量，提高抗病力。消化功能不好的人要少食多餐，多吃含有维生素 A、C 及钙质的食物。

（11）肾脏疾病患者应低盐、低蛋白、高热量饮食，每日蛋白摄入量不超过 0.6g/kg，尽量提高优质蛋白如鸡蛋、奶、鱼肉、瘦肉等的比例。每日饮水量应在 2500ml 以上，增加钙的摄入以预防骨病变。

（12）癌症患者要补充足够的蛋白质食物，以富含热量和易于消化、吸收的食物如鱼类、蛋类、禽类及豆制品等为主。多吃富含维生素 C 和 A 的新鲜蔬菜、水果，动物肝脏对人体也很有益。当患者在行放射线照射或注射抗癌药物时，宜进凉食冷饮；若患者有寒热之感，则宜进热性食物。忌烟禁酒，不吃发霉的食品，不吃过辣、过硬及过热的食品。

（13）胰腺炎急性发作期患者应禁食、禁水 1～3 天，缓解后给予无脂肪或低脂肪、高蛋白、高维生素、高碳水化合物和无刺激性、易消化的食物，要坚持少食多餐原则。绝对禁酒，忌油炸食品和高脂肪、忌辛辣食物。

（14）贫血患者要给予高铁、高蛋白、高维生素饮食。

2. 协助进食的方法

【案例19】

何爷爷，69 岁，2009 年正月初十在亲戚家喝酒后闲聊时，发现手无法端起茶杯。大家误以为他醉了，让他躺在床上睡觉。三个小时后儿子来接他，却怎么也叫不醒。大家这才慌了神，急忙送去医院。医生说是中风，因送来较晚，造成左侧偏瘫、认知障碍、吞咽障碍、大小便失禁等后遗症。此后，何爷爷只能躺在床上，吃饭、穿衣、睡觉等都需要家人帮助。对于这种失去生活自理能力的患者，饮食援助必不可少。我们要根据具体情况，为患者提供恰到好处的帮助。

操作要点：

（1）根据患者的身体状况、日常活动、饮食习惯等，选择适宜的进食场所、体位、工具、食物等；原则上取坐位，如果没有吞咽障碍，也可以取侧卧、仰卧或俯卧位。餐具可选择筷子、汤匙、叉子等；如果有吞咽障碍，在进餐前应把食物加工成胶冻状物体。

（2）室内通风，准备好餐具，有假牙的协助戴上，调整好体位。

（3）能自己进餐者的饮食援助（只做老人不能做的）。

① 坐位进餐者的援助。协助患者取舒适坐位，背部挺起，若是在床上可用枕头垫在腘窝处，使膝部弯曲。需要时胸前铺毛巾式餐巾，避免污染衣物。协助洗手或用湿毛巾擦手后，将食物和餐具摆放到餐桌上。尽量与家人一起就餐，交流可以增进食欲。观察进餐量和喜好，做好口腔护理。

② 侧卧位进餐者的援助。用餐巾或毛巾遮盖患者胸部，餐巾下缘延伸到食物托盘的下面，如图 1-35 所示。喝茶或喝水时用吸管或吸壶比较方便。

③ 仰卧位进餐者的援助。将食物放在铺有餐巾的跨床小桌上，注意不要妨碍肘部活动；使用镜子让患者能看到桌上的食物，如

图 1-36 所示。把食物做成一口大小的团块，用吸管或吸壶喝水。

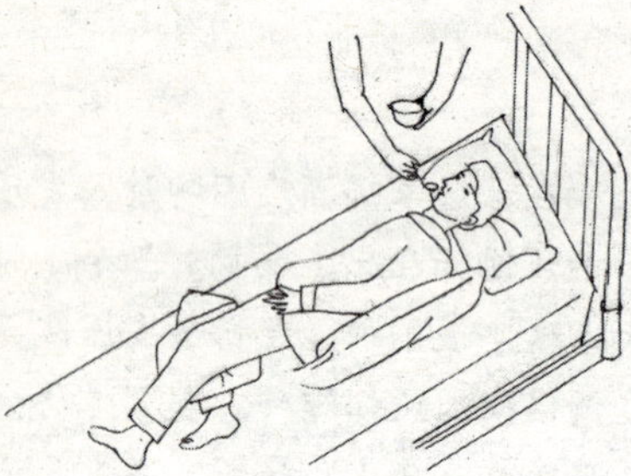

图 1-35

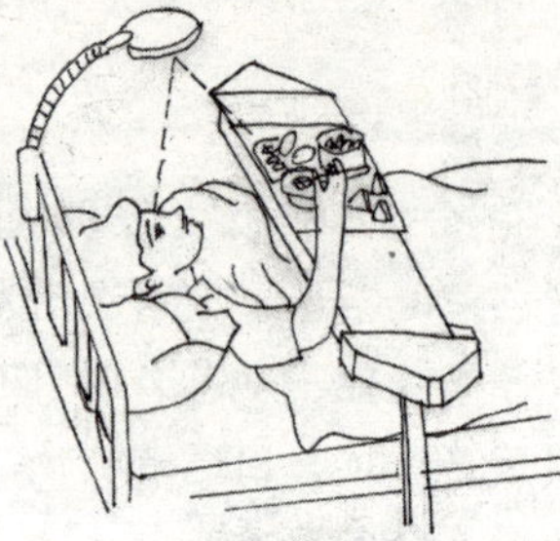

图 1-36

（4）不能自己进餐者的饮食援助。

① 坐位进餐者的援助。协助患难夫妻者取舒适坐位，若在床上可用靠垫等保持体位，抬头，颈部稍前伸；援助者洗手，把食物放在患者能看得到的地方，确认患者想吃的食物，做成一口大小的团块，用餐具送到患者口中；不要催促，耐心等待食物咽下后，再把下一块固体食物送到患者口中，放入固体食物后，还需要补充水分，以协助咀嚼和吞咽。

② 一侧偏瘫者的进食援助（以左侧偏瘫为例）。尽量坐起、颈部稍稍前倾，将大小适合一次下咽的食物放在大小容易入口的勺子里，从健侧即右侧嘴角把勺子放入口中，使勺背轻压舌头中部，让患者闭上嘴，从嘴角的斜上方抽出勺子，观察食物咽下后再继续有间隔地慢慢喂饭。饭后为防止食物逆流，至少要保持 30～60 分钟的坐位或半坐位。如果无力坐起，也可取患侧在上的侧卧位，如图 1-37 所示。

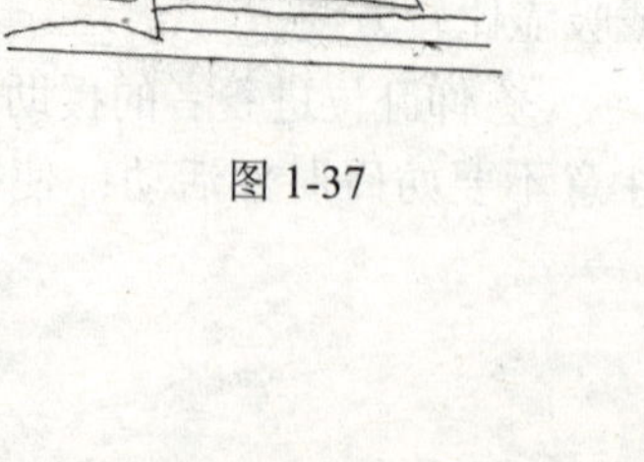

图 1-37

【金手指】

(1) 有些食物难以吞咽，食用的时候要注意：粉类食物易引起呛咳；乌贼、章鱼等食物难以咀嚼；面包、烤鱼、生蔬菜等食物太干；年糕、香蕉等食物容易黏附在口腔中。

(2) 若发生了呛咳，应马上停止进餐；咳嗽时，使老人弯腰并敲打其背部，使误咽物从气管内排出；为了不使食物再次进入气管，应迅速用手将食物掏出来；呼吸困难不见缓解时，若家里有吸氧装置，尽快吸氧；立即联系医生，测量血压、脉搏、呼吸等生命体征。

(3) 可采取以下方法训练其吞咽功能：①冰按摩，即用结冰的纱布或冰水冷却的汤匙刺激前颚；②咀嚼肌的锻炼：练习颈肩部、颚颊部、口唇和舌的被动和主动运动；③发音练习：口唇音（啪、巴、妈），舌尖音（它、达、哪、拉）；④吹气，即将吸水管放入盛水的水杯吹气，或者吹灭燃烧的蜡烛；⑤屏气吞咽，即将手掌轻轻放在咽喉部，让其吞咽唾液。

3. 协助从鼻饲管进食

【案例20】

刘爷爷（78岁）生病后不能自己经口进食，只能通过胃管喂饭。医生说照顾他的人必须学会帮助刘爷爷从胃管注入流质食物和水，并且要学会护理鼻饲管，防止堵塞、感染等情况发生。如果你是刘爷爷的子女，知道应该怎样做吗？

鼻饲是将胃管经鼻腔插入到胃内，经胃管向胃内注入营养液的方法。医护人员为患者插上胃管后，有的患者需要带回家中继续使用，此时就需要家人协助患者从鼻饲管喂食物。

操作要点：

(1) 用物准备。营养液（流质食物）、温开水、注射器（50ml左右）、毛巾、弯盘（盛污水用的小型容器即可），可酌情备胶布、别针等。

（2）患者准备。需要大小便的先解便，协助患者调整体位，使患者抬起上半身并屈膝。在患者颈部围上毛巾，防止弄脏衣服和床单。

（3）注入食物。操作者洗手，备齐用物后开始操作。

① 确认胃管的位置。每次喂食前，都需要确定胃管是否在胃内。医护人员为患者插上胃管后，你可以通过胃管上标示的数字知道胃管插入的长度，要记住那个数字，每次喂食前，检查那个数字和鼻孔的位置是否发生了移位，如果胃管脱出来，就能及时发现了。如果胃管没有移位，为了保险，用注射器接胃管开口处，抽吸到胃液可以确认胃管在胃里。注意随时关闭胃管外端开口，防止胃液溢出。

② 先缓慢注入温开水 10～15ml，然后注入营养液，并同时观察患者有无腹胀、胃部不适、发冷等症状，最后再次注入 10～15ml 温开水冲洗胃管内壁，将胃管外端举起，待温开水完全流入胃内后，关闭胃管外端。

③ 注入过程及注入后 30 分钟内要保持半坐卧位状态，以防营养液逆流引发误吸和肺炎。

（4）胃管的固定。剪 5～6cm 长的胶带并分成两股，将胃管缠上胶带固定在患者鼻尖到鼻梁之间的部位，在面颊部也用胶带固定。将露出体外的部分加以整理，卧床不起者用别针固定在枕头上，能坐起或离床活动者放进上衣衣袋里或者藏在所戴的帽子里。

（5）鼻饲管的管理。

① 经常更换固定导管用的胶布，变换粘贴的位置，以防局部皮肤损伤。固定牢固，防止胃管脱出。

② 经常确认胃管插入长度的标记位置，防止胃管移位。

③ 每次输入营养液或药液后，用温开水冲洗胃管，防止食物残留在胃管内腐败变质。

④ 保护胃管，注意不使其污染。

4. 胃肠造口的护理

【案例21】

因脑卒中而倒下的于奶奶（88岁）在医院被告知“再也不能经口进食了”，并被插入胃管。转入另一家医院又被做了胃瘘（造口），进了6个月的流质饮食。出院后仍然需要通过胃造口进餐。一般人吃饭，都是用手拿取食物，从口腔进入消化道；胃造口的患者进餐时，食物却不用通过口腔，而是通过造瘘口进食……那么，这类患者的饮食护理与一般人有什么不同呢？

胃肠造口是为了灌注营养液而在腹部造设的瘘孔，通过瘘孔可以直接向胃肠道内灌注营养液。

操作要点：

（1）准备物品。灌注器、管饲营养液套餐、注射器、导管、温开水、量杯，支架。

（2）经造口灌注营养液。

① 调整体位为坐位或半坐位，解开衣服，确认造口周围无异常情况。

② 用注射器往造口的灌注口内注入温开水，确认无堵塞。然后导管一端连接灌注口，另一端连接灌注器，松开导管夹，开始灌注营养液。

③ 灌注结束，要先关闭导管夹，然后分离导管和灌注器。用注射器从灌注口注入温开水，冲刷管内的营养液。维持坐位或半坐位30分钟左右。如无不良反应，可以卧床静养。

④ 用过的灌注器、导管和注射器应认真清洗并使其自然干燥。

（3）造口的日常管理。

① 保持造口清洁。把纱布或棉棒用温开水浸湿，擦掉造口周围的污物。

② 造口的观察。观察造口周围皮肤有无过敏（糜烂、皮炎、

肿胀、发红），观察胃管的状态（位置及长度变化、泄露、破损等）。

③ 胃肠造口后，可以淋浴和洗澡而不需要特意保护造口，插入部位也不需消毒。

【金手指】

① 长期（两周以上）进行管饲饮食时，容易引起便秘；注入速度过快或营养液温度过低、营养液受到细菌污染、给予高渗营养液、乳糖过敏、脂肪吸收障碍等情况，则容易引起痢疾。

② 原则上不能将药物混入营养液中一同灌入造口内，注入药物的水溶液可选择注入营养液之后。注入难溶性药物或掰碎的片剂，有一定的危险，必须严格遵医嘱执行。

九、排泄护理

1. 床上排尿和排便的援助

【案例22】

老吴，67岁，去年首次发生多发性脑梗死，住院接受十天专业治疗后出院。发病后左侧身体不能活动，需要在床上解决大小便。回家第一天，正在吃晚饭时，老吴说"想要去厕所。"，老伴笑了"稍等一会儿，吃完饭再去吧"。可吃完饭老伴拿来了便器时，老吴却没了便意。专家说，"如果老人说有便意或尿意，应马上给予便器或引导去厕所，即排泄最优先原则。"对于不能诉说便意的老人，应将"早餐后引导如厕或坐在便携式便器上"作为常规。不能着急，给予充分的时间，以引导排便。对于现在只能床上排泄的老吴来说，应如何协助他使用便器呢？

（1）准备物品。尿壶（图1-38和图1-39）、大便器（图1-40）、便器套、防水中单、一次性手套、手纸、湿手巾（排泄后使用）。

（2）操作要点。

① 取便器，在便器里铺上一层纸巾，便于后期处理并可以消除排尿声。关门窗，拉上窗帘，调节室温至20℃左右。

② 若身体情况允许，应将患者上半身抬高。将一手插入患者膝下，另一手扶住其脚踝，协助其把膝关节滑动着立起来，臀下铺防水中单。戴手套，将上衣下摆卷至腰部；脱下裤子，里子向里叠好放在床尾。协助者屈膝弯腰，将一手深深插入患者臀下，向上托起其臀部，用另一手插入便器，使便器上方处于肛门上方放3～4cm处。

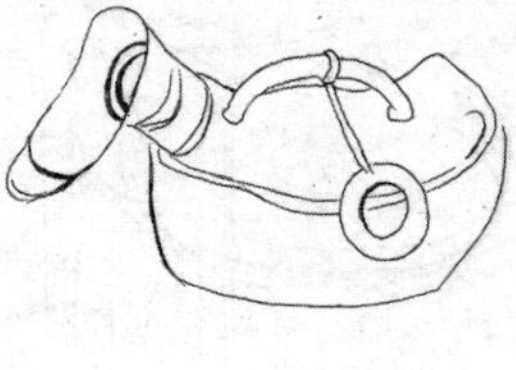

图 1-38

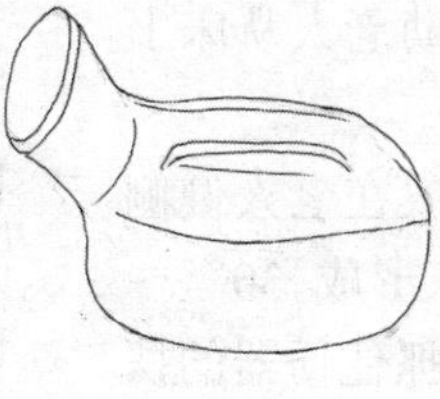

图 1-39

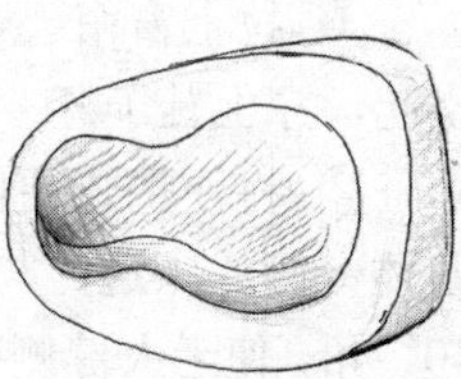

图 1-40

③ 若患者为女性，将手纸折叠成细长条挡在耻骨上，手纸经阴部与便器连接，同时并拢双腿，以防止尿液飞溅。若为男性，则将阴茎塞进尿壶里，使尿壶口紧贴皮肤。打开电视或收音机，可以掩饰排泄声响。

④ 排泄后，尽量请患者自己由前向后擦拭臀部。如果擦不干净，协助者戴手套，擦去遗留在臀部和阴部的污渍，撤去便器和防水中单，盖上便器盖。

⑤ 协助患者整理被服，拽平床单、衣服上的皱褶，开窗通气。

⑥ 排泄物尽快倾倒，同时了解排泄物的量和性状。

2. 使用便携式坐便器的援助

【案例23】

天性乐观坚强的老吴一直坚持康复锻炼，身体状况也在慢慢恢复，现在腿和胳膊都可以轻度动作了。在医生的建议下，儿子买了个可以放在床边、带扶手的便携式便器。老吴暂时还不能自己独立使用便携式便器，家人应当给予哪些援助呢？

（1）准备物品。便携式坐便器（图 1-41）、卫生纸，必要时准备浴巾、摇铃等。

（2）操作要点。

① 拉上窗帘。帮助老人从床上坐起，穿上鞋子。

② 将便携式便器放在老人健侧肢体一侧的床边，与床形成 30°～40°角，使老人健侧手抓住便器的扶手，站稳后，帮助其脱下裤子。协助者站在老人身前，支撑住老人患侧的肩膀，让其稳稳地坐在便器上。

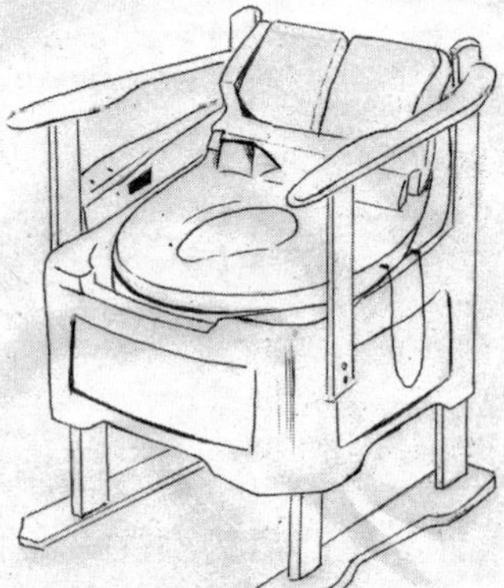

图 1-41

③ 将老人下半身盖上浴巾，备好手纸。必要时打开电视或收音机，短暂离开房间但是不要走远，以便能够听到老人的呼唤，或者摇铃声。

④ 听到呼唤或摇铃声后询问老人情况，确认是否擦拭干净，协助老人站起来穿好裤子，盖好便器盖。

⑤ 协助老人洗手，观察排泄物并清洗干净便器。

【金手指】

① 如果便器没有扶手，扶老人坐在床边，操作者将远离坐便

器的那条腿插入老人两腿之间，让老人两手环抱协助者脖子，两手抱紧老人腰部，慢慢起身，用插在两腿之间的腿部推动老人膝部靠近便器，自然转身后稳妥地坐在便器上。

② 如果是如厕，为了安全起见，请老人不要把厕所的门插上，协助者站在离门稍远的地方等候。

3. 更换尿布

【案例24】

前年冬天赵大爷早起去菜市场买菜的途中，突然感觉头晕、头痛，说话含糊不清，右侧肢体失去知觉，摔倒在地，后来被好心人送到医院。当时急诊室医生诊断赵大爷为急性脑卒中。此后，赵大爷下半身及上肢完全瘫痪，且大小便失禁。家人只好让其使用尿不湿，可是大人毕竟不是孩子，赵大爷170多斤的体重，该怎么帮他换尿布呢？

（1）准备物品。尿不湿（图1-42）、尿垫（图1-43）、清洁阴部用的纱布和热毛巾、干浴巾、卫生纸、一次性手套、污物塑料袋等。

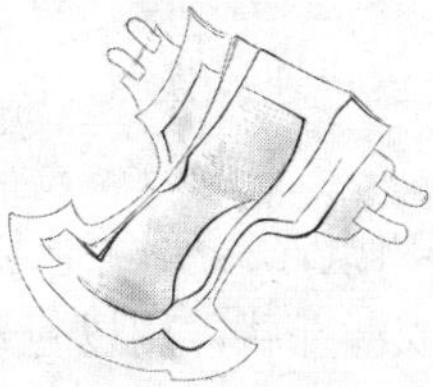

图1-42

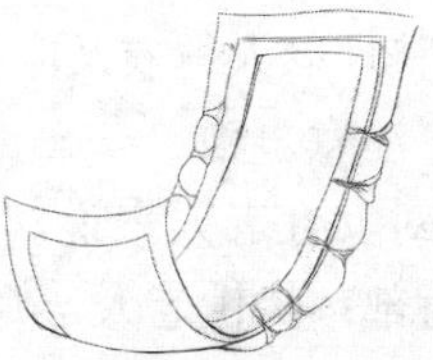

图1-43

（2）操作要点。

① 关门窗、拉上窗帘，调节房间温度至22℃左右。

② 戴上一次性手套，使老人处于仰卧位状态，把裤子褪到小腿处或者脱下来叠放在床尾，撕开粘贴式尿不湿胶带，展开尿不湿。

③ 协助老人翻身侧卧于床的近侧，取备好的湿纱布擦拭臀部和阴部，使用干毛巾擦干皮肤上的水珠，如图 1-44 所示。

④ 把脏尿不湿污染面向里卷起来，塞到老人身下，把新尿不湿一侧卷起，塞入身下，另一侧充分展开，如图 1-45 所示。根据需要，在尿不湿中央放清洁尿垫。协助老人仰卧于干净的尿不湿上，使其转身侧卧于对侧，撤掉身下的脏尿不湿放入污物塑料袋内。

⑤ 摘下一次性手套扔到污物塑料袋内，使尿不湿和尿垫的中心线与老人中心线重合，确定在腹股沟、腰部和腹部间密接不留空隙，如图 1-46 所示，然后在腹部粘贴胶带固定。注意不要把睡衣裹进尿不湿内，以防止污染。

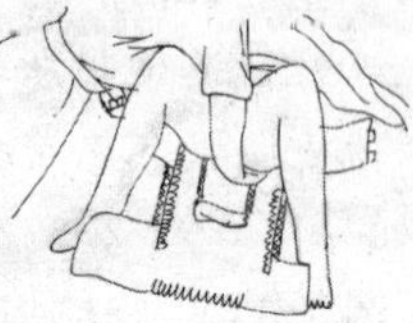

图 1-44

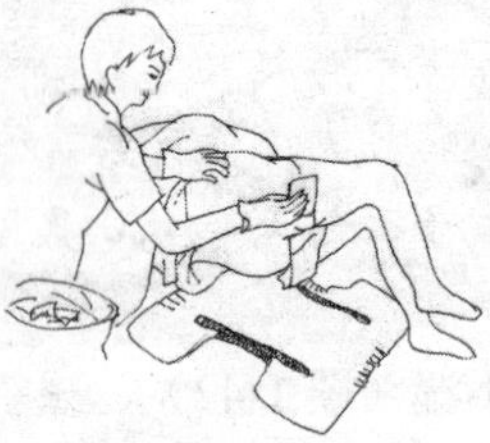

图 1-45

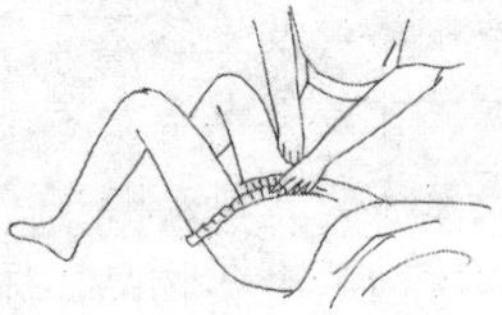

图 1-46

⑥ 整理老人睡衣及床上被褥，打开窗户通风换气。

（3）注意事项。

① 对女性老人来说，尿垫要大面积地贴在臀部上，以防止尿液流到背部；男性老人，则要将尿垫卷成漏斗状，用以包裹阴茎。

② 使用尿不湿的老人，有的丧失了尿意和便意，有的甚至连感受尿及便是否排出来的皮肤感觉都丧失了。对使用尿不湿的老人，掌握其排泄的时间规律，诱导如厕或使用便器，对尽早去掉尿不湿显得非常重要。

【金手指】

排泄物的处理如图 1-47 所示：粘在阴部的大便，使用卫生纸由前向后依次处理；尿垫上粘着大便时，应把尿垫向外拉出一些，向内卷起把大便包住；若为水样便，则小心打开尿布，首先用卫生纸等吸取大便水分，以防污染范围扩大。

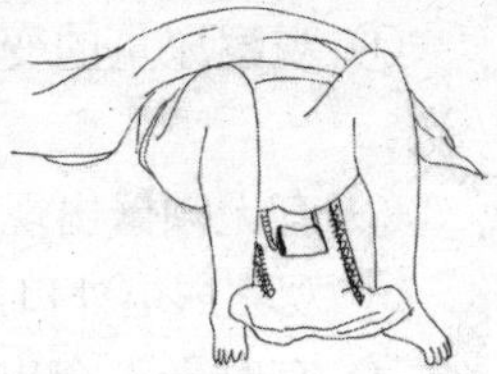

图 1-47

4. **留置导尿者的护理**

【案例25】

老韩的母亲 90 岁了，中风后放置留置导尿管已经两年，初期使用 14Fr 尿管，后因尿液沉淀物多，改用 16Fr 尿管（水球注入 8ml 的注射水）。近三个月持续出现漏尿，但尿液检查并无发炎。为此家人很困惑，不知应如何处理？

操作要点：

（1）插入留置导尿管后的患者要注意以下几点。

① 插入导尿管后 1～2 小时内会有尿意，不要牵拽导尿管，也不要碰触导尿管的插入部分。

② 若出现漏尿，可以在每天做尿管清洁时，将水球的水抽出，重新打入 8～10ml 无菌蒸馏水，让堵在水球周围的沉淀物跟着尿液引流出来；或者更换更粗的尿管，因为长期插尿管，尿道口肌肉会疲乏，使用号数会越来越大。如果还是漏尿，应尽快联系护士。

③ 无论坐轮椅还是卧床，集尿袋的位置不要高于膀胱；及时倾倒集尿袋内尿液并记录尿量，以防尿液逆流引起尿路感染。

④ 每天饮水量控制在 1500～2000ml 以上，通过排尿冲洗膀胱尿道内的细菌，同时多摄取富含维生素 C 的水果，如橘子等，可以

预防尿路感染。

（2）观察。

① 观察尿量的变化以及尿液的性状等，最好是1～2小时观察一次。

② 有无频繁出现的下腹部不适感、瘙痒感、灼热感、尿意。

③ 观察尿道外口是否有疼痛，是否发红及浮肿，是否有分泌物。

④ 有时老人会出现发热、血尿或者下腹部有灼热感等自觉症状。这些预示着发生了尿道炎或者膀胱炎。

（3）清洁。每天给老人清洗外阴，要将导尿管清洗到离尿道外口8cm远的地方。如果是可以入浴的老人，应卸下封闭式集尿袋，给导尿管的接口处盖上消毒安全帽，然后入浴。之后，将导尿管接口处严格消毒后，重新连接集尿袋。

（4）留置导尿管的更换。每1～2周更换一次导尿管和集尿袋，有的硅橡胶可以持续使用1个月。

【金手指】

给大小便失禁老人长期留置导尿管，的确减轻了排尿过多带来的痛苦，但也会造成尿路感染和膀胱收缩力降低而出现排尿困难。有报道称："院内感染的40%属于尿路感染，尿路感染中的80%～90%来自插入导尿管者"，"留置导尿24h以上的患者感染发生率是38%"，"使用含有普通硅材料的导尿管30天以上者，感染率为100%"。因此，留置导尿只是权宜之计，在精心护理留置导尿老人的同时，尽早去除导尿管是我们的努力方向！

5. 人工取便

【案例26】

夏奶奶，87岁，生活完全可以自理。最近数日没有排大便，但肚子不胀，精神也一如往常。可是到了第六天有便意时，肛门只露出一小块黑便，就再也排不出来了。实在没办法了，孝顺的女儿只好为她人工取便，取出了多个粉笔状的漆黑硬块，然后才开始出现自主排便。老人随着年龄的增加，身体感知觉降低，排便能力低下，像这样的情况并不罕见。如果你的家里也有老人的话，预防性学习一些人工协助排便的知识是很有必要的！

（1）准备物品。橡胶手套（两副）、润滑剂（甘油、凡士林、利多卡因软膏、橄榄油等）、大便器、纱布、卫生纸、防水中单，根据需要准备塑料袋、阴部清洗用物以及毛巾被等。

（2）操作要点。

① 操作者修剪指甲，向老人说明进行人工取便的必要性，征得其同意。关门窗，拉上窗帘。

② 协助老人取左侧卧位，脱掉内裤，露出臀部，注意保暖。将防水中单铺在老人臀下，在上面放上大便器。

③ 戴上手套，给食指和中指涂上足够多的润滑剂，嘱老人用口呼吸、不要用力加腹压。将食指沿着脊柱方向慢慢地伸入肛门，手指触到硬块后，活动手指弄碎该硬块，进一步将手指转一圈，剥离粘贴于直肠壁的粪便。使用手指将粪便一点一点地向肛门一侧移动，慢慢地抠出体外，同时保护好肛门，如图 1-48 所示。如果手指摸不到硬块，可以让老人用手按住腹部，或者操作者协助做腹部按摩。

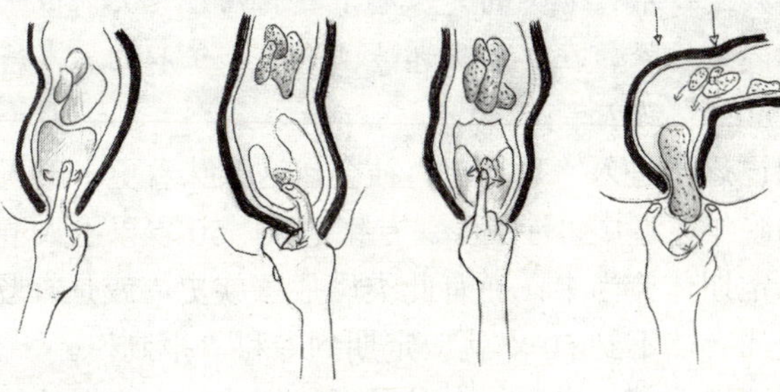

图 1-48

④ 反复进行③的动作，直到直肠内再也摸不到硬块为止。也可能在掏出第一个硬块后就自然排便了。最后轻轻推一推肛门，使肛门内的黏膜下组织向上返回，不要使肛门处于开放状态。

⑤ 用卫生纸擦拭肛门周围，必要时清洗肛门。端走便盆，整理床褥，使老人卧于舒适位置，开窗通风。

（3）注意事项。操作过程中注意观察老人的面色表情以及大便的性状，询问老人的感觉。

【金手指】

老人患有痔疮时，不易找到肛门口，要沉着冷静，尽量避开痔疮，将手指从老人不觉得疼痛的方位插入。人工取便过程中一旦发现出血，应马上中止人工取便。若为表层出血则应用纱布插住肛门部位并估计疼痛程度，测量脉搏、呼吸、血压。情形严重时需立即和医生取得联系。

6. 假肛护理

【案例27】

老陈，76岁，直肠癌造成肠梗阻，严重腹痛、呕吐，腹痛持续且无改善，间歇性的膨胀性腹痛加剧，害怕吃东西，手术做了直肠切除、结肠造口术；老吴的爱人患了直肠癌，几天前做了直肠癌根治术，肛门被切除，在左下腹部造了一个人工肛门。人造的肛门应该如何“管理”呢？

我国已逐步进入“老龄化”社会，这意味着更多的人群可能在其漫长的晚年生涯中“涉癌”。专家建议，50岁以上人群应将肠镜检查纳入定期体检当中；而有此类癌症家族史，或是有肠息肉史、便血、腹痛者，不到50岁就应定期到专科“报到”。

大便习惯改变，出现便血是肠癌的征兆。在“根治第一，功能其次”原则的指导下，多数结直肠癌切除肛门患者在术后会装“造口”（人造肛门）。从年龄上说，年过八旬的患者保肛意义就不大，绝大多数需要造口技术。我国每年有 10 万以上的人需要做肠造口。直肠癌患者施行肠造口术后，因不能自主控制排便和排气，会给其生活带来诸多不便，也加重了患者的心理负担，影响了生存质量。现在，很多医院都有“造口人俱乐部”。患者的日常护理操作需要接受专业人员的指导，以尽力提高生活质量。

（1）准备物品（图 1-49）。造口标准规格板、刻度尺、造口用剪刀、肥皂、纱布、记号笔、塑料袋、温水、更换造口袋和胶质贴面。

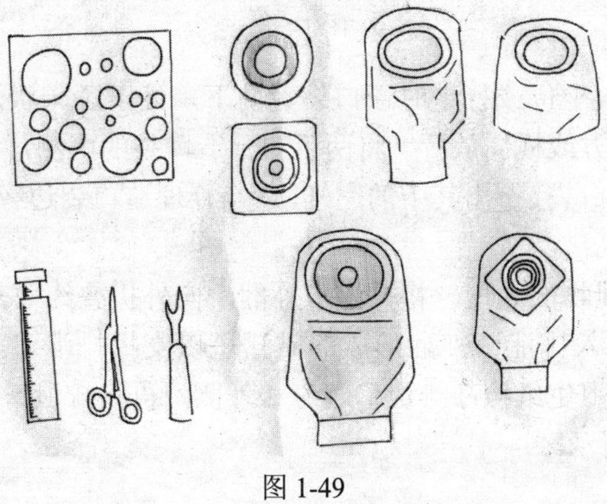

图 1-49

（2）造口的护理。

① 更换造口袋时取坐位，用热水浸湿纱布，用水分湿润皮肤，慢慢揭下胶质贴面，观察造口和周围的皮肤，使用湿纱布和肥皂擦掉胶质贴面皮肤的黏合剂，最后用清洁纱布擦掉肥皂痕迹，把造口部分摊开晾干。

② 使用刻度尺测量造口，如图 1-50 所示。将要使用的胶质贴面置于造口上，用记号笔画上标记。

③ 按记号将胶质贴面孔剪成造口大小，但要比画线部大出 2～

3mm，注意不要把造口袋剪出窟窿来。在皮肤完全干燥的情况下，将胶质贴面粘贴在造口周围，用手使其与皮肤完全吻合。粘贴后15分钟内保持静养。

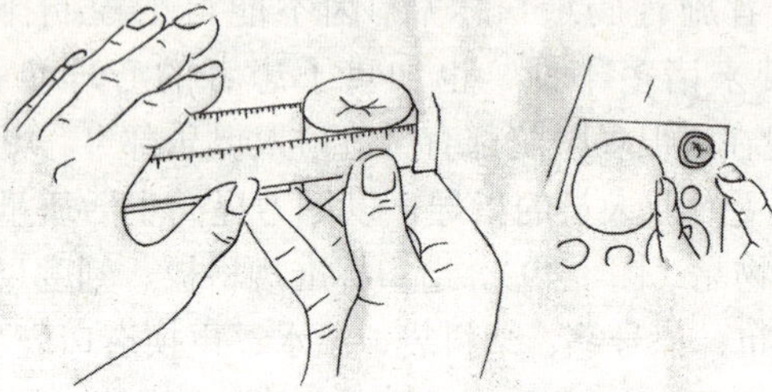

图 1-50

④ 采取坐位或行走时造口袋囊向下，处于卧床状态时则造口袋囊朝斜下方或横向放置。将两手置于造口袋的上侧，向开口处滑动着嵌入造口袋，挤出其中的空气，适当处理造口袋边缘，如图 1-51 所示。

⑤ 排泄物的处理。将排泄口外翻，向外折叠约 2cm，将大拇指和食指插入排泄口外翻形成的皱褶里以支撑排泄口，清除排泄物，最后用卫生纸擦净排泄口边缘和外侧，再将排泄口恢复原状，如图 1-52 所示。

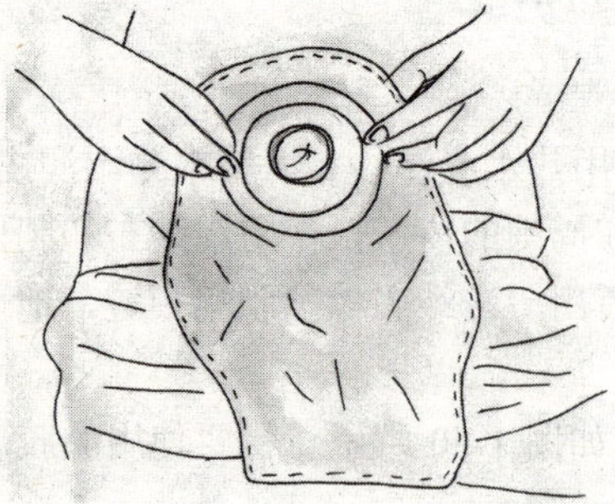

图 1-51

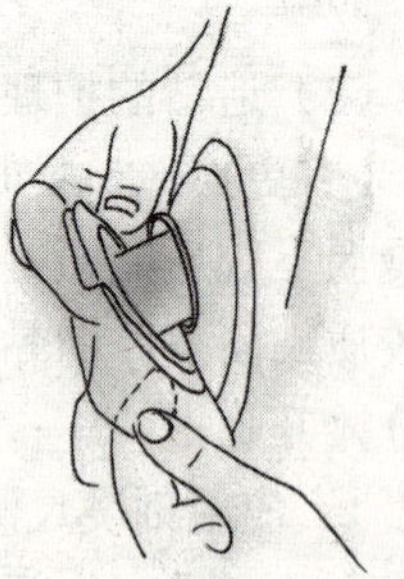

图 1-52

（3）人造肛门的功能锻炼：包括造口灌洗法和腹部加压法。

① 造口灌洗法。将温水经造口灌入肠道刺激肠蠕动，以便在较短的时间内彻底排泄肠内容物。一般在造口术后6～10天即可开始灌洗，早餐后或晚餐后定时进行。灌洗时间间隔最初为24小时，以后酌情延长至48或72小时，甚至可每周一次，从而达到人为控制排便的目的。灌洗液的高度以立位与肩胛相平即可，以免压力过大。灌洗开始前应排尽管内空气，防止空气注入，引起腹胀。灌洗液的量与速度应根据患者的腹部感觉调节，一般在 500～1000mL之间，灌洗速度不宜过快，一般以30分钟为宜。水温控制在37～40℃为宜，水温过高则对肠刺激作用较弱，太低则易引起肠麻痹。灌洗结束后仍应佩带粪袋，以免残余粪便污染。

② 腹部加压法。患者应在医护人员指导下于每日早晚采用腹部加压等措施，以促进排便及规律性排便习惯的形成。

（4）注意事项。

① 每次处理排泄物时注意观察胶质贴面，若胶质贴面的溶解程度在5mm左右时，应该在3～7天内更换造口袋。

② 一般饭后2～3小时内不要更换造口袋。

【金手指】

造口术后的饮食原则。进餐要规律，恢复期和康复期间的造口者可按正常餐次用餐，进食时应充分咀嚼食物，做到细嚼慢咽。

(1) 进食适量的膳食纤维，可以调整肠道功能，减少便秘和腹泻发生，注意将蔬菜切细比较好；补充足够的水分，可软化大便，防止便秘。对回肠或升结肠造口者，充足的水分可减少水分丢失的症状。

(2) 限制饮酒，少量饮酒可以考虑；但啤酒会引起稀便或腹部不适。

(3) 造口术后应避免高脂肪饮食，包括肥肉、鸡皮和鸭皮等，脂肪含量高的食物会引起腹泻。

(4) 尽量不吃下列食物：

① 易引起腹部不适、胃肠胀气的食物：如萝卜豆类、牛奶、洋葱、啤酒及含碳酸盐的饮料、坚果等；

② 产生臭气的食物：葱、蒜、洋葱、韭菜、八角等；平时可常饮新鲜果汁和脱脂酸奶；

③ 易引起腹泻的食物：咖啡、辣椒、牛奶、冷饮、酒类等；

④ 易引起造口堵塞的食物：芹菜、玉米、果皮、干果等。

总之，造口术后的饮食要因人而异，合理选择，在心理上不要有过重的负担，做到膳食品种选择搭配合理。

十、步行辅助器具的使用

1. 拐杖

【案例28】

57岁的老范一早起来就觉得有点头晕，但没往心里去；洗漱完毕开车去上班。路上觉得左手有点麻木，使他突然想到这可能是科普文章中提到的“中风先兆”。幸好路边有一家医院，他赶紧把车开了进去。停车并且打电话告诉家人自己可能病了，现在哪家医院。就这么会儿工夫，他左手左腿已经完全抬不起来了，人也有点迷糊，下车就摔倒了。医生赶紧把他抬进急救室抢救……经过积极抢救，老范已经脱离了危险，只是左腿行动仍然不是很方便。医生建议他使用拐杖协助行走。

局部麻痹或一侧下肢受伤的人可以使用T形拐杖行走；下肢骨折或下肢无法支撑身体行走者可以用双拐拐杖，如图1-53和图1-54所示。

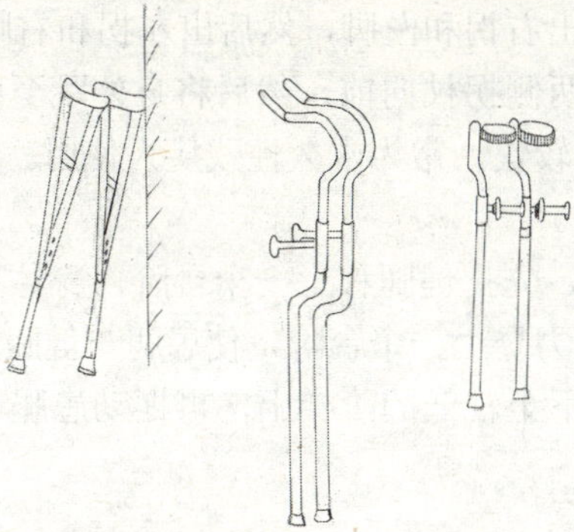

图 1-53

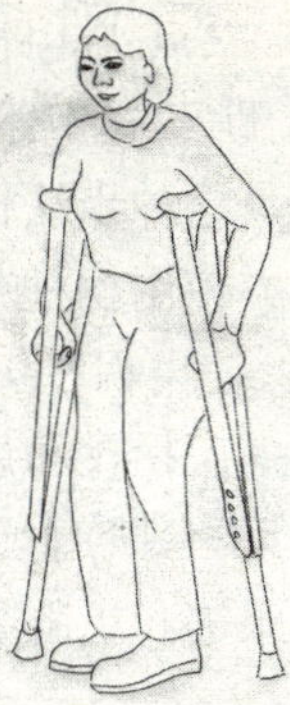

图 1-54

操作要点：

（1）拐杖长短要适当。太长，会摩擦腋下引起臂神经丛受损，以致手臂酸麻或麻木。太短，易使拐杖滑落而跌倒。因此，行走时不要用腋下摩擦拐杖，且拐杖的握把应调节到肘关节弯曲 30° 而手腕在伸展的位置才是恰当的。

（2）测量方法。

① 从患者腋下到地平面加 2 寸。

② 从患者腋下向地面量到脚跟旁 6 寸。

③ 患者平躺时的身高减去 16 寸。

（3）行走步态。

① 四点式走路。先伸出右拐杖，而后左脚跟上，接着出左拐杖，右脚跟上，始终为三点着地，是最安全的步法。

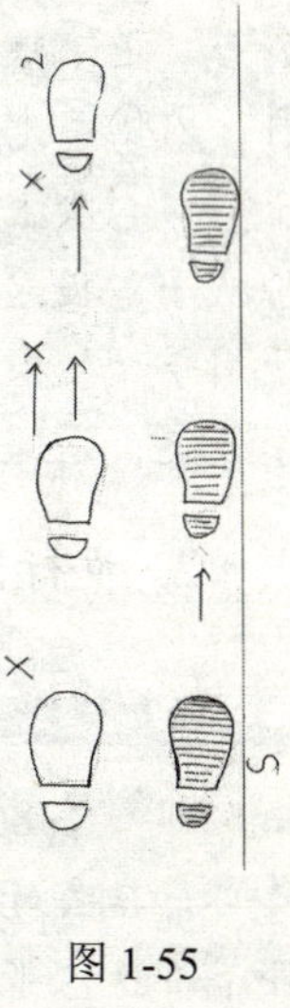

图 1-55

② 三点式走路。把两拐杖同时向前移一步，把身体的重量移向健腿的同时迈出患腿，然后再伸出健腿；身体的重量再次移向健腿的同时移出拐杖和患腿。如此重复拐杖、患腿、健腿依次着地，此法稳定性好。

③ 二点式走路。同时出右拐和左脚，然后出左拐和右脚。

④ 跳跃式走路。先将两侧拐杖向前，然后将身体跳至两拐杖中间处，这种步法行进速度较快，常为永久性残疾人使用。

（4）使用拐杖上下楼梯。

① 使用拐杖上楼梯时，先把健腿移上一个台阶，身体重量放到健腿上，拐杖和患腿再用力登上一个台阶，使患腿与健腿并拢。

② 下台阶时，拐杖先下至较低的阶梯上，再摆动患腿下，最后健腿跟进和患腿靠拢。

【金手指】

四脚架式的手杖的使用方法：用健侧手握住手杖，以支撑身体行走。上下楼梯时，手杖总在外侧，内侧手抓住楼梯扶手。上楼梯时，内侧手先向前抓上一级台阶的扶手，健腿先上，提起手杖放在上一级台阶上，患腿跟进；下楼梯时，内侧手先向前抓住下一级台阶扶手，提起手杖放在下一级台阶上，患腿向下跟进，健腿下楼。使用手杖转换方向时，把患腿沿拐杖方向迈出一步，将身体重量放于健腿，用腿慢慢划出半圆形，旋转着改变前进方向。

2. 步行器

【案例29】

邓爷爷86岁了，身体一直很硬朗，和邻居骑着自行车去赶集的时候，不小心车轮陷进了坑里，邓爷爷连人带车跌倒在地上。虽然只是稍稍有些腿疼，赶来的家人还是坚持把他送到医院去检查。医生的诊断结果：股骨颈骨折。卧床养病一个多月后，好强的邓爷爷就练习用步行器（图1-56）行走了。

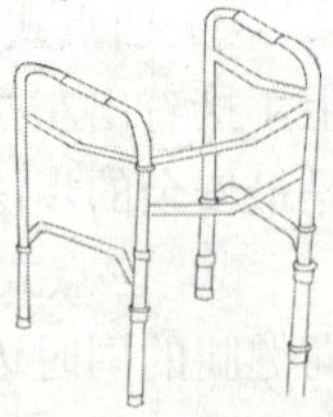

图1-56

步行器大多为可折叠式，方便携带摆放，适用于身体稳定性非常差的患者或长期卧床导致下肢肌力减弱的老人，主要用于室内步行。

操作要点：

（1）调整步行器高度。行走前穿上舒适的鞋子，身体站直站稳，目视前方；步行器置于前面，人站于框中，左右两边包围保护，两手抓住扶手，调整至手臂自然下垂时，手肘可以稍稍弯曲，手臂正好在手腕的高度，以减低肩部的负重压力。

（2）使用步行器行走。双手持扶手向前挪动一步的距离，将步行器的 4 个脚放置平稳；双手抓紧扶手，患腿向前摆动，重心前移。稳定后健腿向前移动一步，可以落在患腿的稍前方，如此这般步行器、患腿、健腿的顺序向前移动。如图 1-57 所示。多用于早期步态训练。

（3）坐下/起身站立。移动到椅子前，扶住步行器，背对椅子；后移健腿使腿后面碰触到椅子，患腿略向前滑，双手向后扶住椅子的扶手，重心后移，慢慢弯曲健腿，降低身子坐到椅子上。如图 1-58 所示。反之则是起身站立。

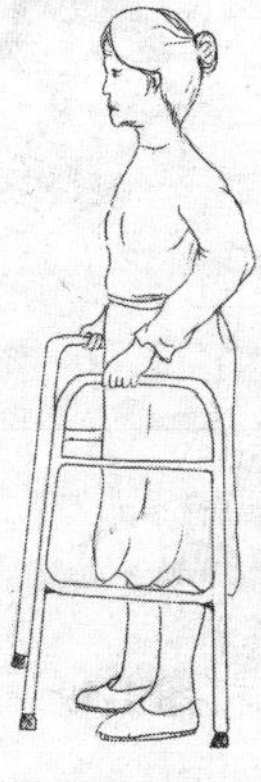

图 1-57

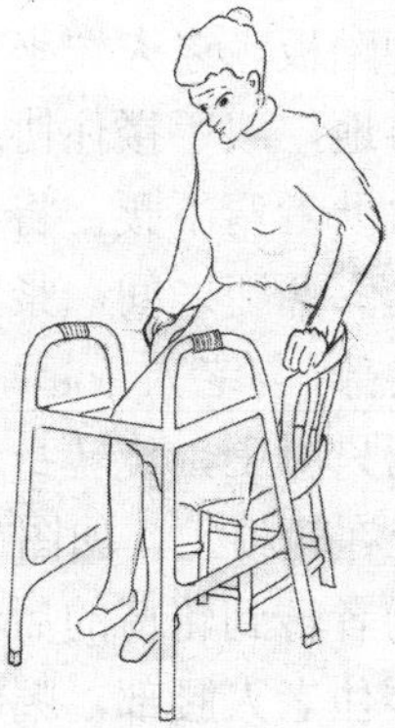

图 1-58

（4）上下台阶。行走到台阶边，尽量靠近台阶。站稳后双手扶住扶手移动步行器上一个台阶。先移动患腿上一个台阶，健腿在后面支撑，最后再移动健腿上一个台阶。下台阶时，先移动步行器下来，再移动患腿下台阶，最后是健腿。如果患腿有石膏或支具使其呈伸直位，则可先上正常腿。

3. 轮椅

【案例30】

邓爷爷再也不能站起来了，只能依靠轮椅行动。为了让老人生活更舒适，兄妹商量让小女儿专门在家照顾老人。小女儿觉得比较困难的是：协助老人上下轮椅很困难，害怕再次摔伤老人。有没有较为安全、省力的方法呢？

轮椅是使身体残障患者能独立行动的一种重要的辅助工具，一般以折叠式轮椅或电动轮椅较盛行。

操作要点：

（1）下床。将轮椅置于健侧，30°～45°角面向床尾关好刹车，抬起脚踏板。老人端坐于床边，双脚着地，双手搂住协助者的肩膀；协助者弯下腰，将自己的腿插入老人两腿之间，紧紧扶住老人的腰部，与老人一起站起，重心落在两只脚上，旋转身体使老人回身坐在轮椅上，如图 1-59 所示。协助者转到轮椅的后面，双手交叉搂住老人腰部，嘱咐老人两手扶住轮椅扶手，身体前倾抬起腰部的同时，将老人腰部后拉，

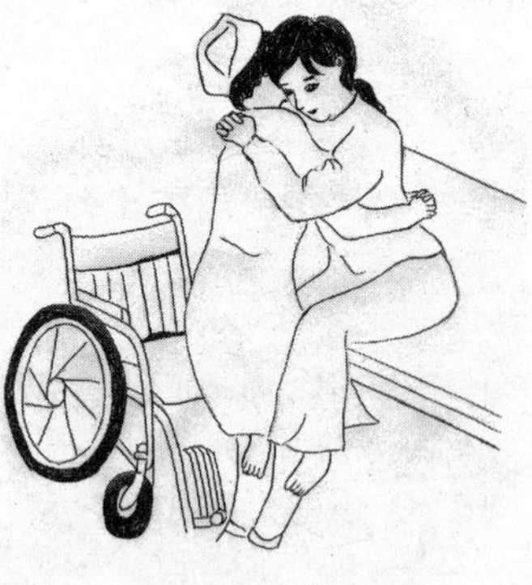

图 1-59

让老人坐稳妥了。

（2）上床。轮椅置于健侧，30°～45°角面向床头关好刹车，抬起脚踏板。协助者立于老人面前，两脚前后分开，屈膝屈髋，两手置于老人腰部，老人双手放于协助者肩上，协助老人站立，慢慢坐回床沿，并协助老人脱去鞋子和衣服躺卧舒适。

（3）移动轮椅。放下脚踏板，让老人把脚放在脚踏板上，在偏瘫老人容易倒向的一边塞入枕头。调整好老人体位后打开手刹，嘱咐老人扶着轮椅扶手，尽量向后坐靠平稳，抬头。不可前倾、自行站起或下轮椅。推动轮椅行走过程中，避免老人的手、衣服和毛毯、导管等卷进车轮里。

（4）乘轮椅上电梯的援助。电梯宽敞时，应在电梯内调转方向；电梯狭窄时，应将轮椅倒着进电梯，以保证轮椅冲着电梯门下电梯。

（5）轮椅上下台阶的援助。协助者踩住轮椅的升降杆使前轮抬起来，先让前轮滚上台阶，再让后轮上台阶，以避免过大的震动。下台阶则是后轮先下，以保证老人保持稳定的姿势而不会前倾。

（6）下坡时协助者应倒转轮椅，使后轮先下倒着前进；协助者边回头确定路况及前进方向，边用身体抵住轮椅以减慢速度，嘱咐老人抓紧扶手。

【金手指】

偏瘫老人在换乘轮椅时，让老人尝试利用自己的力量站起来。嘱咐老人用健侧手握住轮椅对侧的扶手，协助者双手扶住老人腰部，用处于轮椅一侧的膝盖顶住老人膝盖以防止打弯，促使老人用健侧手和腿用力保持前倾姿势然后站起来，以健侧腿为轴心旋转身体，坐在换乘的轮椅上（图 1-60）。

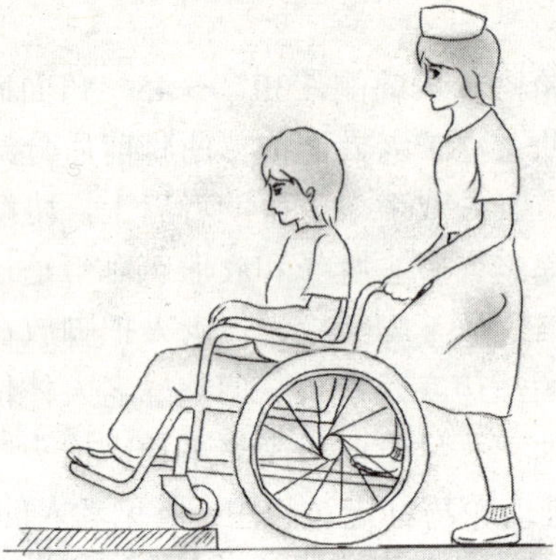

图 1-60

十一、植入心脏起搏器后的自我护理

【案例31】

一天早上正准备出门时，81 岁的王婆婆突然一头栽倒在地，再也没有醒来！原来，王婆婆早在 11 年前接受了心脏起搏器的植入手术，手术后身体恢复得很好，一直都没有出现什么大问题。因此一向不喜欢往医院跑的她在这 11 年里都没有去找医生复诊、检查。直到三个月前，她感到自己的心跳变慢了、头也时不时有晕晕的感觉，王婆婆这才和医院联系。当家人请好假准备陪王婆婆去医院的时候，刚穿好鞋子准备拎包的王婆婆却突然毫无征兆地一头栽倒在地，再也没有被抢救过来。医生检查发现，王婆婆对心脏起搏器非常依赖，其突然死亡的原因是体内心脏起搏器电池耗尽，无法再继续维持她的心脏跳动。

心脏起搏器植入体内之后的护理非常重要，要经常到医院随访复查，否则一时大意就会命在旦夕。

操作要点：

（1）术后 24 小时内绝对卧床休息，取平卧位或低坡卧位，禁止翻身；术后第 2 天可适当取左侧卧位或下床活动。术后 1 周内左侧的肢体制动，加强观察心律变化。卧床期间可食用易消化、营养丰富的食品，不宜食用鸡蛋、豆制品等易胀气食物。保持良好的情绪，保证有规律的生活及作息制度，避免一切可能的不良因素。

（2）术后早期保持局部敷料清洁干燥，如果有敷料潮湿或脱落要及时更换。在拆线后仍要保持局部皮肤清洁，不能穿过紧的内衣，若术后出现局部红、肿、痛，甚至皮肤溃烂、伴有发热等全身症状，则要考虑感染的可能，应及时到医院检查治疗。

（3）一般术后 7 天拆线，之后即可开始锻炼计划，以促进局部血液循环，利于切口愈合。肢体功能锻炼要遵循循序渐进的原则，逐渐加大幅度做抬臂、扩胸或“爬墙”等运动，直到手臂可举过头顶摸到对侧耳垂；术后 3 个月内避免手术侧肢体做剧烈重复的甩手、大幅度外展、上抬动作以及手术侧肩部负重、从高处往下跳等。如果出现肩部肌肉抽动，可能是导线脱离，应立即到医院检查。

（4）术后教会患者每天在同一种身体状态（如每天清晨醒来时或静坐 15 分钟后）下自测脉搏，如果频率每分钟减少 6 次以上，说明起搏器有了毛病；如果脉搏明显增快，则应到医院看医生，以明确起搏器发生故障还是自身心率加快。定期到医院检查，一般术后一个月内每两周 1 次，三个月内每月 1 次。在起搏器应用 6～7 年后，每半年或 3 个月随诊一次，听从医生意见决定是否更换起搏器。

（5）安装起搏器后，如果持续出现头晕乏力等症状，尤其是心室起搏患者，应到医院诊查是否发生了人工起搏器综合征。如果原来心功能较差或伴有其他的心脏疾患，仍应根据病情坚持服药，这样可以有效地维护心脏功能，降低起搏器本身对心功能的影响。

（6）手机可以正常使用，但要远离起搏器 15cm 以上，使用起搏器对侧的耳朵接听电话，不要将移动电话放在上衣口袋内或挂在胸前。

（7）家庭生活或日常工作中可以放心使用的电器有电视机、助听器、收音机、传真机、吸尘器、复印机、电吹风、音响、电熨斗、耳机、洗衣机、电脑、微波炉、冰箱、电烤箱、电炉、电热毯、按摩椅、汽车、摩托车等，要注意的是使用这些设备时不要频繁开关。

靠近时会影响起搏器工作的有：电动按摩床、电钻、电磁炉、剪草机、大功率对讲机、电焊机、金属探测仪、手持电转钻机等，靠近时如有不适应马上离开该环境。

严重影响起搏器工作，不可靠近的设备有：高压设备、大型电动机、发电机、雷达、广播天线、有强磁场的设备等。

（8）乘坐交通工具时要避免安全带压迫起搏器；车辆检修时，不要密切接近打开机器盖的启动着的汽车发动机。倘若靠近后身体不适，要立即离开该场所，若仍不缓解，应立即到医院就诊。乘飞机时，要提前向工作人员出示“起搏器识别卡”，并快速通过安检处，以避免影响起搏器。超市和图书馆防盗装置通常不会影响起搏器，但要快速通过，不要倚靠或在设备中逗留。

（9）去医院看病时，一定要告诉医生自己装有起搏器。超声检查、核医学检查、肺灌注/通气扫描、CT、X 线检查、心电图不会影响起搏器工作；体外震荡碎石机、电休克治疗、超声洗牙机、磁共振（MRI）、电除颤、电烙器、短波/微波透热治疗、高/低频治疗仪、放射治疗会对起搏器工作有影响，要避免接触。

【金手指】

起搏器识别卡相当于起搏器的身份证，上面记录有患者的姓名、性别、起搏器型号、植入日期、手术医生等，一定要随身携带。

十二、体温的测量

1. 水银体温计测量体温

【案例32】

最近卧病在床的老父亲得了流行性感冒，该如何正确测量体温呢？有的人会说，活了大半辈子了，谁还不会用体温计啊？可是我们经常也看到这样一些现象：小王刚让孩子腋窝夹上体温计，孩子说渴了，小王立即端来了热腾腾的水给孩子喝："多喝水病好得快"；小刚生病了，但是不愿测体温，如果测也可以，但得给雪糕吃，于是我们就看到，小刚左侧腋窝夹着体温计，右手拿着雪糕吃着！老胡发烧了，腋窝满是汗地夹着体温计测，几分钟后拿出来一看，体温正常了，结果在上班途中虚弱不支被送到了医院。其实，上面说的这些测量方法都是错误的。那么，怎样测量才能得到准确的结果呢？

根据测量部位的不同，体温值可分为三类：腋窝温度、口腔温度和直肠温度。适用的体温计如图 1-61 所示。一般我们测量的多是腋窝温度。那如何正确测量腋窝温度呢？

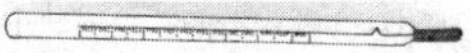
(a)

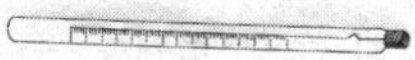
(b)

图 1-61

操作要点（以右侧为例）：

（1）使用前先将温度计度数甩到 35℃以下。

（2）用毛巾将右侧腋窝的汗液擦干。

（3）将体温计水银端置于右侧腋窝深处并紧贴皮肤，将右侧胳膊弯曲置于胸前，如图 1-62 所示。

（4）测量 5～10 分钟。

（5）取出体温计，查看读数后，以卫生纸擦拭体温计。

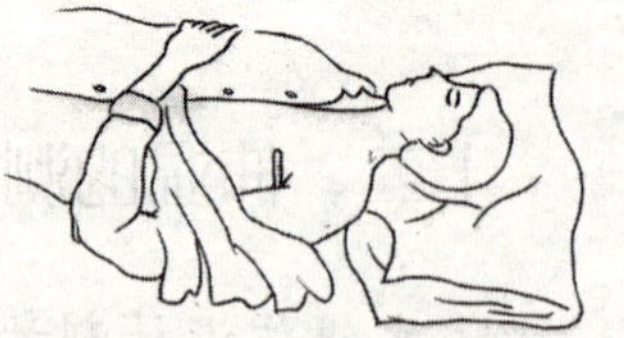

图 1-62

【案例33】

小王，女，29 岁，结婚两年一直未能怀孕，非常着急。医生让她每天早晨测量基础体温，以判断是否有排卵现象。小王应该测量腋窝温度、口腔温度还是直肠温度呢？该如何测量才能得到正确的体温值呢？

操作要点：

（1）基础体温是指妇女经过 6～8 小时的睡眠以后，未受饮食情绪等因素影响时所测出的体温。一般是清晨睡醒，尚未活动时测量口腔体温。

（2）前一天晚上将温度计度数甩到 35℃以下，放在枕边可随手拿到之处。

（3）早晨醒来，尚未进行任何活动之前将体温计水银端斜放于舌下的凹陷处皆可，如图 1-63 所示。

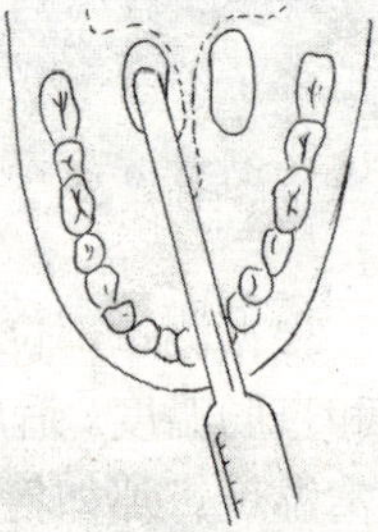

图 1-63

（4）上下嘴唇紧闭，固定体温计，用鼻呼吸；不可用牙咬体温计，也不可以说话，必要时用手托住体温计，至少测量 3 分钟。

（5）取出体温计，读取温度数据后，以卫生纸擦拭干净，再以酒精棉片消毒（以旋转方式自尾端擦至水银端）。

【案例34】

李宏夫妇三十多岁才有了自己的宝宝，两人对孩子疼爱有加。现在宝宝一岁了，非常聪明可爱，惹人喜欢。这几天宝宝发烧了，医生嘱咐要经常测量孩子的体温。可两口子测量腋下温度时宝宝总是扭来扭去，怎么也不肯安静，体温计在孩子小小的腋窝里根本放不住。医生建议给孩子测量直肠温度。可是如何测量宝宝的直肠温度呢？

操作要点：

（1）协助宝宝采取仰卧抬腿或趴卧姿势，儿童及成人采取侧卧或屈膝仰卧姿势，暴露臀部。

（2）戴手套，将肛表度数甩到35℃以下。

（3）以润滑剂（凡士林、石蜡油或20%肥皂溶液）润滑肛表水银球端。

（4）左手分开宝宝臀部，暴露肛门，右手将肛表旋转着轻轻插入1.25cm（儿童2.5cm，成人3.5cm），同时用右手夹住宝宝的臀部以防肛表滑落或插太深。

（5）测量3分钟后取出。

（6）观察体温表上的度数并记录后擦净体温计，另用卫生纸擦净宝宝肛门，协助宝宝卧于舒适位置。

【金手指】

① 腋窝温度的正常值为35～37℃，口腔温度正常值为35.5～37.4℃，直肠温度正常值为36.2～37.9℃。

② 若一侧胳膊麻痹、外伤或手术后，应在另一侧腋下测量。吃饭后、喝热饮料、抽烟、嚼口香糖、剧烈运动、情绪激动及洗澡需待30分钟后再测量。婴幼儿、呼吸困难、意识不清、有痉挛病史及无法合作的患者请不要测量口腔温度。有直肠或肛门疾患、腹泻、心肌梗死的人绝对不能测量直肠温度。严冬季节从室外进入室内15分钟后再测，以免影响体温的准确性。

③ 测完体温后，将体温计浸泡在75%乙醇中消毒30分钟。家庭可用肥皂消毒体温计或将体温计浸泡在60°白酒中30分钟消毒。

2. 用电子体温计测量体温

【案例35】

李奶奶最近感冒了，一直发烧、咳嗽、流鼻涕。李奶奶老花眼很多年了，玻璃体温计数字很小，尤其是水银柱，转来转去很难看清楚，让她苦恼不已。孝顺的女儿给李奶奶买来了大屏幕的电子体温计如图 1-64 所示，这样数字比较容易看清楚。可是这高科技的电子体温计该怎么用呢？

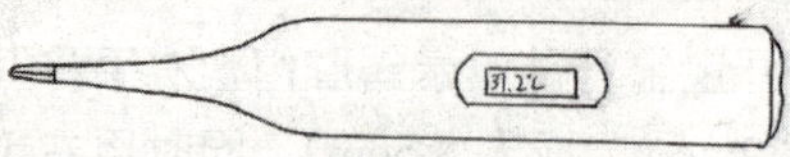

图 1-64

操作要点：

（1）用棉花棒或卫生纸蘸取酒精擦拭消毒电子体温计感温头和量温棒部分。

（2）按电子体温计 ON/OFF（开关键）按钮，打开电子体温计电源，电子体温计显示屏显示上次的测量结果约 2 秒后再显示 *L*℃，最后显示“℃”闪烁，表示电子体温计可以测量温度了。

（3）擦干腋窝汗液，将电子体温计的感温头置入腋窝深处以测量腋窝温度（或置于口腔舌下内侧凹陷处以测量口腔温度），大约等待 1 分钟，待电子体温计显示屏℃符号停止闪烁或者出现蜂鸣声，即表示电子体温计温度已测量完成。

（4）取出体温计，读出显示屏读数并记录。

（5）使用完毕，用温肥皂水清洗感温头，或用酒精擦拭，避免将水溅到读值表上。

【金手指】

如果温度＞37.5℃，则听到电子体温计短促的报警声：Bi-Bi-Bi-Bi（每 0.125 秒响一次），表示电子体温计测量完成并警示已发烧了。如果温度≤37.5℃，则听到电子体温计较慢的声音：Bi－Bi－Bi－Bi（每 0.5 秒响一次），表示电子体温计测量完成并且体温正常。根据使用说明书上要求更换电池。

3. 水银体温计意外破裂的处理

【案例36】

李女士，42 岁。测口腔温度时，不小心将水银体温计咬断，水银和玻璃碎屑散落在口内，拿过剩下的半截体温计查看，发现水银已经不见了，李女士非常紧张：水银不是有毒的吗？请问在这种情况下，如何处理才最合适？

操作要点：

（1）不慎咬断水银体温计后，首先千万不要惊慌。

（2）用湿润的小棉棒清除口腔内的玻璃碎屑，以免损伤唇、舌、口腔及食管和胃肠道黏膜。

（3）口腔内的水银尽量吐出，然后口服蛋清液或牛奶，以保护胃黏膜并延缓水银吸收。

（4）只要没有禁忌情况，就多吃一些粗纤维的蔬菜类食物，比如说长段的韭菜，能够促进肠蠕动，促进水银排出。

（5）吞入水银后，两天内要将大便排入便盆中，用硫黄粉末（一般药房均有出售）与粪便混匀。水银遇到硫黄后，会生成难以挥发的硫化汞化合物，能防止水银挥发到空气中而消除危害。

【案例37】

宝宝已经高烧 3 天了！看着孩子满脸通红的样子，妈妈急得不得了。一次次地测体温，一时心急，甩体温计时碰到了墙上，把体温计撞碎了！看到地上的玻璃碎片和水银粒，妈妈该怎么办呢？

操作要点：

（1）体温计碎裂后，水银形成球体滚落，很快就会蒸发。这时要马上关掉室内所有的加热装置，打开窗户通风。

（2）水银在常温下即可蒸发成气态，很容易被吸入呼吸道，引起中毒。因此，在处理散落在地的水银时最好戴上口罩。

（3）戴上手套，尽快把水银收集起来。方法是：用湿润的小棉棒或胶带纸将洒落在地面上的水银粘集起来，放进可以封口的小瓶中，如饮料瓶等塑料瓶，并在瓶中加入少量水，瓶上写明“废弃水银”等标志性文字，交给社区居委会废液管理人员处理或送到环保部门专门处理。

（4）对掉在地上不能完全收集起来的水银，可用硫黄粉末洒在水银洒落的地方，以消除危害。

（5）如果伤口碰到水银，应到医院的中毒防治科进行检查，防止出现中毒现象。

【金手指】

① 不慎咬断体温计不会引起汞中毒，通常仅是口腔表面或肛门黏膜的表面受刮伤。因为体温计内的水银是金属汞而不是离子汞，它在胃肠道内几乎不被吸收，也很难起化学变化，并且体温计的水银入肚后一两天便能随大便排出体外。但你若无法找到所有的玻璃碎片，应快看医生。

② “水银泻地，无孔不入”，水银是很难清扫干净的，一定不要掉以轻心。水银在常温下呈液态。掉在地板上的水银千万不要等它挥发，也不能用吸尘器吸；更不要把收集起来的水银倒入下水道或扔到垃圾桶里，以免流到别处造成污染。

十三、物理降温

【案例38】

相信每个小宝宝都有过发烧的经历，发烧对于小宝宝来说，或许没什么印象，但对于爸爸妈妈来说，却是一次次揪心的体验。让宝宝退烧成了新手爸妈最关心的问题。物理降温就是指用冷敷的方法帮助患者及时把体温降下来。同时它可以降低脑细胞耗氧量，延缓脑细胞损伤，并且有利于躯体微循环。

（1）准备物品。塑料袋或冰袋、冰块（1～2cm 大小的，有棱角的要用水冲一下）、毛巾、水等。

（2）操作要点。

① 备冰袋：取冰袋，放入冰块，倒入少量的水，保留 1/3～2/3 的空间。一手将袋口抬起，另一手从冰袋底部向袋口推按，排除其中的空气，用卡子夹住袋口。倒置冰袋，确定不漏水后，擦掉水渍，套上冰袋套。

② 放置冰袋。将冰袋放在前额、头顶、体表大血管流经处（颈部两侧、腋窝、腹股沟等），局部冷疗时间不能超过 30 分钟。

③ 随时观察高热患者的体温、脉搏，如伴有寒战，即使发烧也不能冷敷头部。若局部皮肤出现发紫、有麻木感，则停止使用。

④ 冰袋用完后，将冰袋内冰水倒掉，倒挂晾干，吹入少量空气，夹紧袋口备用。冰袋套清洗备用。

【金手指】

如果没有冰袋，也可以取塑料袋，内装适量的水，将袋口系紧后倒置，确定不漏水后放入冰箱，冻成冰后取出，用毛巾包裹即可以放在大血管流经处。

【案例39】

小唐和小凌一直追求事业，29岁时才喜结连理。第二年，小凌生了一对龙凤胎。周岁生日时，一家四口回南郊山区的老家。次日黎明4点多钟，小凌一觉醒来发现女儿额头发烫。山区没医没药，小唐只好用纸巾蘸52度的白酒为刚满周岁的孩子擦洗降温。头部、颈部、腋窝、大腿根、手心、脚心、前胸、后背，均被他们仔仔细细擦了个遍。半个多小时后，孩子的“烧”有些减退了。可就在这时候，小凌却发现昏睡不醒的女儿突然面色潮红、烦躁不安、恶心呕吐起来，很快又出现了四肢抽搐、呼吸不畅。孩子的喉咙里就像塞着什么东西似的。他们借了辆摩托车赶到市中心医院，医生说送来的太晚了……更让小唐大惑不解的是，医生说女儿是死于酒精中毒性脑病。原来婴幼儿的皮肤比较娇嫩，毛细血管丰富，用酒精擦浴退烧时，应选用含量为25%～35%的酒精。而小唐却是用50℃以上的酒为孩子擦浴的，擦拭时间较长，擦拭面积又大，致使酒精经皮肤大量吸收入血液，造成脑及脑膜充血水肿，引起精神兴奋，出现烦躁不安、恶心呕吐、呼吸困难等酒精中毒症状。如果我们也遇到孩子发烧而没有退烧药的时候，应该怎么做呢？

（1）准备物品。热水袋、冰袋、大毛巾、温水32～34℃或酒精（25%～35%酒精200～300ml）、小毛巾，根据情况准备换洗衣物、便器等。

（2）操作要点。

① 松开床尾盖被，必要时使用便器；头部置冰袋，足底置热水袋。

② 脱去上衣，露出近侧上肢，下垫大毛巾，以浸过温水或酒精的纱布垫缠在手上，自颈部侧面沿上臂外侧擦至手背，再从侧胸经腋窝沿上臂内侧至手心；温水擦浴要边擦拭边按摩，而酒精擦浴要用拍拭的方式。擦完后，用大毛巾擦干皮肤，同法擦拭另一侧，

每侧上肢各擦三分钟。

③ 取侧卧位，下垫大毛巾，自颈椎以下（不包括颈椎）擦拭全背部 3 分钟，擦完后，用大毛巾擦干皮肤，穿好上衣，平卧。

④ 露出近侧下肢，垫大毛巾，从髂骨部沿大腿外侧至足背部，再从腹股沟沿大腿内侧至足踝，然后从大腿背面经腘窝擦至足底。擦完后用大毛巾擦干皮肤，同法擦拭另一侧，每侧下肢擦拭 3 分钟。

⑤ 移去热水袋，穿好衣服，取舒适卧位，整理床铺。洗手，半小时后测量体温，若体温降至 39℃以下，取下头部冰袋。

【案例40】

嘉宝 3 岁多，最近感冒了，发烧 37.8℃。妈妈慌了手脚，立即带嘉宝去医院，让医生打退烧针……其实，妈妈在采取行动前，应当首先确定孩子是否真的感冒发烧。

37℃是一般情况下的正常体温值，但这数字并非固定的。一个人的体温会随着时间的推移在一天内出现很大的波动，而且不同的人正常体温也不尽相同，在一天当中会有很大的波动。食物、过多衣物、情绪兴奋、激烈运动等，都会提升体温。并且，孩子的体温容易比大人高，而且一天当中的波动也较大。假若体温在 37.2～37.7℃时，开始怀疑可能是发烧，若超过 37.7℃，则是发烧。发烧本身不是疾病，而是一种症状。发烧甚至有它的好处：缩短疾病时间、增强抗生素的效果、降低疾病的传染性。如果你确定需要降温，可以试试下面的方法。

操作要点：

（1）补充液体。发高烧时，身体会关闭汗腺，以阻止进一步的水分流失。解决之道就是补充液体。除了白开水，像甜菜汁及胡萝卜汁等果汁、菩提花茶、柳树皮等都非常适合发烧的人饮用。如果呕吐情形不严重，可以吃冰块退烧；在制冰盒内倒入果汁，冻成冰块。为了引诱发烧的小孩，可在冰盒的每一格内放入葡萄或草莓。

（2）温水擦浴或温水洗澡。如果宝宝发烧时精神状态较好，可以多洗澡，水温调节在27～37℃。另一种方式则是以湿毛巾包住婴儿，每15分钟换一次。

（3）热水泡脚。用足盆或小桶，倒入2/3盆水，水温要略高于平时，温度在40℃左右，以宝宝能适应为标准。泡脚时妈妈抚搓宝宝的两只小脚丫，既能使血管扩张，又能减轻发烧带来的不适感。

（4）冰袋冷敷。取化学冰袋，使用时放冰箱冷冻，由凝胶状态变成固体后取出，包上毛巾敷在宝宝头顶、前额、颈部、腋下、腹股沟等处，可以反复使用。也可以家庭自制冰袋：用一次性医用硅胶手套装水打结后放入冷冻柜，冻成固体后取用。如果觉得冰块太冰的话，可以在冰袋半冰半水的状态就取出，包上毛巾给宝宝冷敷。或者可以选择药店有售的退热贴。

（5）冰枕。装好冰袋，包上布或毛巾放在宝宝头颈下当枕头。待冰块融化可重新更换，很快宝宝的体温就会降下来。

【金手指】

① 酒精擦浴退烧，一般只适合于高热无寒战又无汗的患者，而高热寒战或伴出汗者，不宜用酒精擦浴，否则，遗祸无穷。对高热汗多者，应及时更换汗湿的内衣，在有保暖的条件下擦身或洗澡，使其能舒适地入睡。

② 成年人若感到非常不舒服，可服用2片阿司匹林，每4小时一次。年龄低于21岁的小孩，应避免使用阿司匹林。因为阿司匹林可能使发烧的小孩暴发雷氏症候群，这是一种有致命性的神经疾病。

③ 若出现下列情形，应尽快去看医生：4个月以下的婴儿发烧；发烧连带颈部僵硬；40.5℃以上的高烧，家庭疗法无济于事时；41.1℃以上的高烧；连续5天以上的发烧。另外，6岁以下的小孩，若口温超过38.8℃，可能引发惊风（痉挛）。有慢性病的成人，例如心脏疾病或呼吸道疾病的患者，可能无法承受持续的高烧。

十四、脉搏、呼吸的测量

【案例43】

王阿姨61岁，活动量稍大点或情绪激动时就会出现心慌、头疼的症状。医生嘱咐王阿姨的老伴，当王阿姨出现这些症状时，帮她测量一下脉搏和呼吸。请问怎样正确测量脉搏、呼吸？

操作要点：

（1）协助受试者取卧位或半卧位，将手臂放在舒适的位置，腕部伸展。

（2）用示指、中指、无名指指端并拢按在受试者桡动脉上，如图1-65所示（必要时亦可按颞动脉、足背动脉、肱动脉），压力大小以能清楚触到脉搏跳动为宜，计数1分钟。当脉搏细弱而触不清时，可用听诊器听心率，计时1分钟来代替触诊脉率。

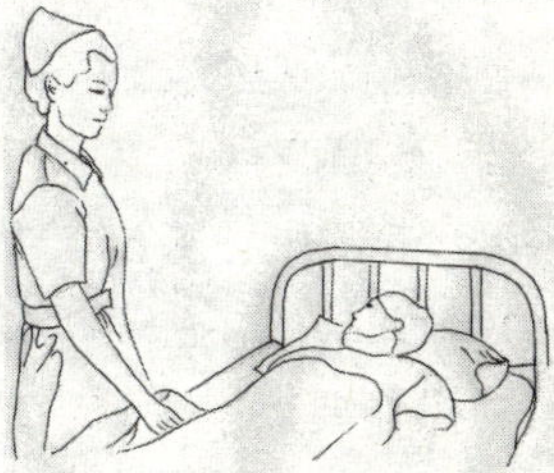

图1-65

（3）测量脉搏后，保持诊脉姿势，以免转移受试者注意力。观察胸部或腹部的起伏次数，或将另一只手自然地放在受试者腹部，一起一伏为1次呼吸，一般观察1分钟。

（4）分别记录所测脉搏、呼吸数值（次/分钟），显著异常者应与医生联系。

【金手指】

① 成年人正常脉搏为(60～90)次/分钟，正常呼吸次数为(16～20)次/分钟；婴幼儿或儿童的心跳、呼吸频率较高，老年人的心跳、呼吸频率较低。

② 测量脉搏、呼吸应在安静时进行。受试者如参加活动，应

先休息 20 分钟再测量。不可用拇指测量脉搏，以防自己拇指的小动脉搏动与受试者脉搏相混淆。

③ 危重者气息微弱不易观察时，可用棉花少许置于鼻孔前，观察棉花纤维吹动情况计数，计时 1 分钟。

十五、血压的测量

1. 水银血压计的使用

【案例42】

王伯，82 岁，有 18 年高血压病史和 2 次脑出血病史。女儿在家给他测得血压是 160/100mmHg，结果医生测得只有 140/95mmHg。王伯很奇怪，同样都是使用水银柱式血压计测量血压，结果为啥不一样？是不是测量方法不正确？

操作要点：

（1）室内要保持安静，室温最好保持在 20℃左右。

（2）在测量前，受检者要精神放松，最好休息 20～30 分钟，排空膀胱，不饮酒、咖啡和浓茶，并要停止吸烟。

（3）可采取坐位或平卧位，两脚平放，手臂位置与心脏同高，伸直肘部，掌心向上，如图 1-66 所示。

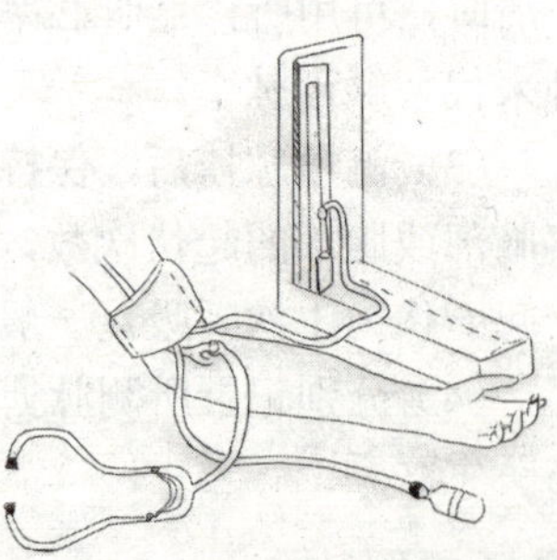

图 1-66

（4）打开血压计盒，放在受检者肢体近旁的平稳处，将水银槽开关向左开启，并使水银柱垂直到零点。

（5）让受检者脱下衣袖露出上臂，如衣袖单薄宽大，可向上卷到肩部。

（6）取出袖带，排尽袖带内空气，将袖带平整地缠于上臂中部，松紧以能放进一指为宜，袖带下缘距离肘窝 2～3cm，如图 1-66 所示。

（7）戴好听诊器，在肘窝内侧摸到肱动脉跳动，将听诊器听件的膜面放在肱动脉上，左手固定。

（8）右手关闭血压计气门上的螺旋帽，握住气球向袖带内打气，直至肱动脉搏动音消失，再继续打高 20～30mmHg。慢慢打开气门，使水银柱以每秒 4 毫米汞柱的速度缓慢下降。当听到第一声搏动时，水银柱所指刻度为收缩压，继续缓慢放气，搏动音突然变弱或消失，此时水银柱所指的刻度为舒张压。

（9）测量完毕，解开袖带，排尽袖带内空气，拧紧气门上的螺旋帽，卷好袖带放入盒内。

（10）将血压计盒盖右倾 45°，使水银液流回水银槽内，关闭水银槽开关，盖紧盒盖。

（11）协助受检者穿好衣袖，记录测量数值：收缩压/舒张压——mmHg 或 kPa。

【金手指】

① 血压的正常值：收缩压 90～140mmHg（12～18.6kPa），舒张压：60～90mmHg（8～12kPa）。

② 血压计水银柱“0”点与受检者手臂及心脏在同一个水平线上。袖带宽窄适度，松紧合适。袖带过窄或缠裹过紧，所测得的血压值都会偏高。

③ 需要长期测血压的人，测量时应做到“四定”，即“定时间，定体位，定部位，定血压计”。比如时间一般选择在清晨，刚睡醒，但还没有起床活动的时候，取平卧位，每次都测量右侧手臂，每次都用同一个血压计。如果右侧手臂有疾病或正在进行输液治疗，应选择左侧手臂。长期测血压者应该有专门的血压记录本，记录每次测得的结果，可供医生参考。

2. 电子血压计的使用

【案例43】

王爷爷，72 岁，18 年的高血压病史。近来血压波动较大，医生建议王爷爷每天自测血压 4 次。考虑到自己眼神、听力都不太好，王爷爷买了个电子血压计。那么，应当如何正确使用这个电子血压计呢?

操作要点：

（1）检查并校对电子血压计（图 1-67 和图 1-68），打开电源开关。

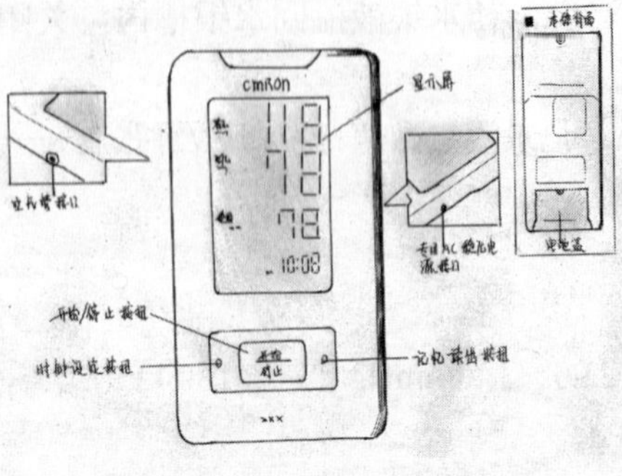

图 1-67

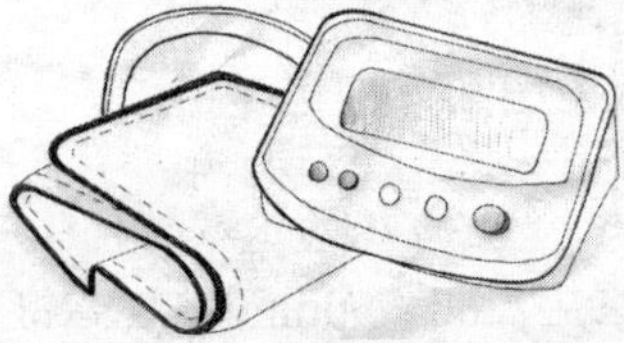

图 1-68

（2）在测量前不说话、不活动，不吸烟、不饮酒、咖啡和浓茶，排空膀胱，精神放松，至少休息 5 分钟。

（3）坐靠背椅坐位可避免紧张，两脚着地，不跷二郎腿。

（4）脱下被测肢体衣袖露出上臂，被测手臂位置与心脏同高，伸直肘部，手心向上。

（5）将袖带套在左臂上，袖带的底部应高于肘部 1～2cm，绿色的标记应位于手臂内侧的动脉上，通气管应在中指（手掌方向）

的延长线上。

（6）按下测量键，等电子血压计自动充气、放气后读取血压和脉搏值，并做好记录。

（7）最好连续测量 3 次，每次测量的间隔为 2 分钟，取三次的平均数作为此次测得的血压值。把这些血压和脉搏值，连同日期、时间以及当时的精神状态和体力活动情况记录下来，作为就诊时医生调整用药剂量的可靠依据。

【金手指】

受试者不要在测量血压时拨打接听移动电话，其他人也不要在电子血压计工作的附近使用移动电话，以减少使用环境的电磁、噪音干扰。及时更换电池，保证电子血压计使用时电量充足。

十六、家庭氧疗

【案例44】

展爷爷，73 岁，患有慢性阻塞性肺气肿，医生建议他在家吸氧。家庭氧疗是对必须持续实施吸氧的患者在家庭实施的氧疗，目的是促使患者回归社会，提高生命质量。

操作要点：

（1）准备供氧源。

① 氧气浓缩装置（图 1-69）的安装。摆设在经常生活的房间和容易换气的地方，远离厨房、浴室等用火的房间。选择一个水平和安稳的地方安放，离开墙壁或家具 10cm 以上，不要和其他电器共用一个插线板。

② 携带式液化气瓶和呼吸同步氧气供给装置的准备。连接好氧气瓶和呼吸同步氧气供给装置后，将鼻导管连接到装置上，调试

后把电源开关打开，确认有氧气流出。

（2）吸氧的实施。

① 准备物品。氧气浓缩器、无菌蒸馏水、加湿器、鼻导管、延长管。

② 将无菌蒸馏水加到加湿器规定的刻度线处，将鼻导管连接到氧气口上，根据活动范围来调节延长管的长度。将电源插头插入插座，打开电源开关。

③ 将流量刻度盘对准到医生所指示的流量上，确认氧气已经流出，装上鼻导管。吸氧结束，拔下鼻导管，关闭电源。

（3）外出时携带式氧气瓶吸氧（图 1-70）。

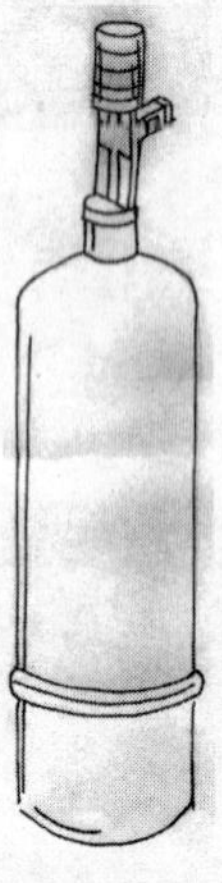

图 1-69

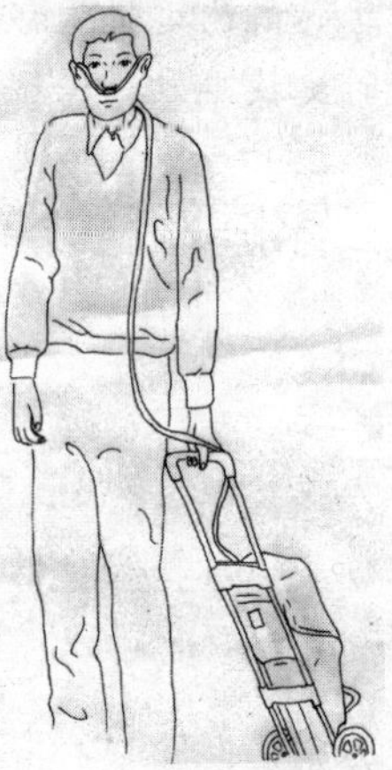

图 1-70

① 准备物品。携带用氧气瓶、呼吸同步式氧气供给装置、连接管、鼻管、移动式背包、移动小推车。

② 给呼吸同步式氧气供给装置插上电源，确认电池电量后，切断电源。确认鼻导管准确连接，确认呼吸同步式氧气供给装置的电源已处于“关闭”位置，然后打开氧气阀门，核对流量刻度盘。

③ 打开电源使开关处于“同步”位置，安装好鼻导管，开始吸氧。

④ 吸氧结束后拔下鼻导管，关闭氧气阀门，将电源开关拨到“连续”的位置，鼻导管有氧气逸出，关闭电源开关。

（4）日常的准备和检查。

① 氧气浓缩器。两个过滤器交换使用，每天清扫，每周用洗涤剂清洗一次，刷洗后阴干；加湿器每天都要加到规定位置，每周清洗一次。

② 鼻导管和延长管。每周清洗一次，刷洗以后充分阴干；鼻导管靠近鼻孔附件的部分每天用棉签擦拭，确保清洁干净；鼻导管变硬后，更换新管。

③ 机器的维修和检查。

【金手指】

（1）防火措施。吸氧者周围2平方米之内严禁烟火；取暖设备用空调等没有明火的器具；不要把酒精和煤油等可燃性物品放在氧气瓶和氧气浓缩器附近；操作电子器具开关时，要在远离鼻导管和延长管的地方进行；使用吹风机时，不要烤热鼻导管。

（2）检测是否有氧气流出的方法。

① 把鼻导管放入水里看是否有气泡逸出；

② 将鼻导管折一下，能否听到气体逸出的“噗噗”声；

③ 可以将鼻导管贴到手腕内侧等皮肤敏感的部位试一试，感觉是否有气体逸出。

（3）指导老人进行自我监护并记疗养日记；吸氧者数1、2、3、4用口吸气再呼出，数5、6用鼻吸气。

十七、眼的护理

1. 滴眼药

【案例45】

小波今年上初三了，成绩非常优秀，一直是班级前五名。最近小波的眼睛总是不舒服，干涩得眨眼都费力，眼内角经常感觉瘙痒难耐，需要使劲揉搓眼睛才能缓解。妈妈帮忙从医院买了眼药水。可每次滴完，小波总是感觉滴到眼睛里的药水流到了喉咙里，苦涩难耐，而眼睛的症状却没有缓解。医生说妈妈滴眼药的方法不对。那么应该怎样正确的使用眼药水呢？

操作要点如图1-71所示。

（1）操作者卫生洗手，检查瓶签及药液质量，分清左右眼。

（2）戴隐形眼镜者把隐形眼镜卸下来，用清洁棉擦掉眼屎。

（3）取坐位或仰卧位，头稍向后仰，眼睛向上看。

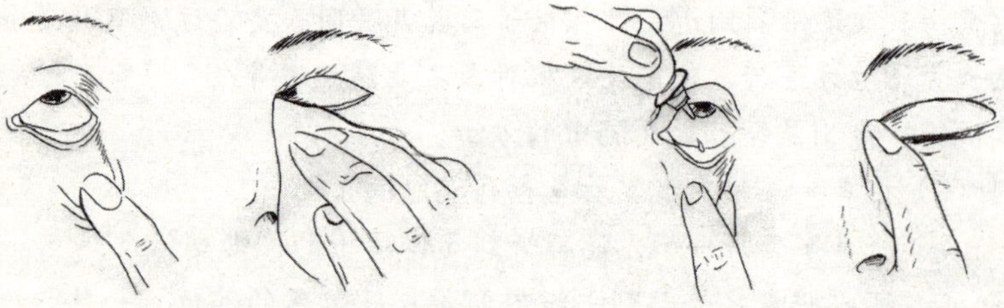

图1-71

（4）用左手的食指和中指轻轻向下拨开下眼皮，右手持眼药滴瓶，距离眼1～2cm处将药水滴入下眼睑内1～2滴，再将下眼睑轻轻向上提起，眼球来回转动几下，使药液充分分布于结膜囊内。

（5）滴眼药水后轻轻闭眼，用食指轻轻压迫内眼角2～3分钟，以防眼药水流入泪管，进入鼻腔，降低疗效增加副作用。

（6）用清洁棉擦去溢出的药液。

【案例46】

小波现在每天都学习到很晚，睡前需要滴一次眼药水。妈妈只好陪到很晚，帮他滴完眼药水后才休息，非常辛苦。小波想要自己点眼药水，该怎么做才对呢？

操作要点：

（1）洗手。

（2）准备眼药水及清洁棉，摘隐形眼镜，清洁棉擦掉眼屎。

（3）轻轻地握起左手，呈握拳状，用左手的食指轻轻拉下眼睑。

（4）右手的拇指、食指也可以加上中指拿起眼药瓶；将右手稳稳地放在左拳上，与眼睛保持一定距离，点上一滴眼药水，如图1-72所示。

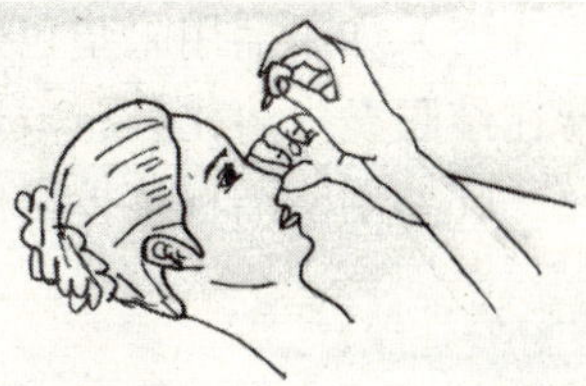

图1-72

（5）左手轻提下眼睑，覆盖眼球后轻轻闭眼，一分钟后用清洁棉轻轻压迫内眼角。

2. 涂眼膏

【案例47】

小红是大学一年级的学生。最近总觉得下眼睑内有异物、疼痛，自己翻开下眼睑，发现有个隆起的红头。医生说是麦粒肿，嘱咐她每天早中晚三次涂红霉素眼膏。这可让小红犯难了，该怎么把这黏黏的药膏涂到眼睛上呢？

操作要点：

（1）操作者洗净双手，检查药膏质量合格，确定左右眼睛。

（2）隐形眼镜者把隐形眼镜卸下来，用清洁棉擦掉眼屎。

（3）取坐位或仰卧位，头稍向后仰，眼睛向上看。

（4）软管法。左手拉开下眼睑，右手持软膏直接将适量药膏挤入结膜囊内；玻璃棒法：用玻璃棒蘸上绿豆大药膏，拉开下眼睑，将药膏轻轻平放于下眼睑内，闭合眼睛的同时转动玻璃棒依水平方向抽出，如图 1-73 所示。

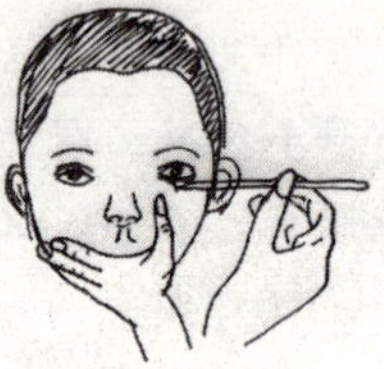

图 1-73

（5）如不需用眼垫包敷眼睛，可闭合眼睛 2～3 分钟，以助药膏在结膜囊内溶化分布，也可轻轻按摩眼睑，使眼膏均匀涂布。

（6）用清洁棉擦掉挤出来的眼药膏。

【金手指】

① 滴药时，滴管应距眼 1～2cm，避免滴管口碰到眼睑或睫毛。也不要直接将药液滴在黑眼球上，因为药液刺激角膜后，眨眼次数增多，会使药液外流而降低疗效。滴混悬药液时，应摇匀后再用。如同时需滴数种眼药，应先滴刺激性弱的，后滴刺激性强的，最后涂眼膏，每次间隔 2～3 分钟。

② 眼药膏一般睡前涂，以保证夜间结膜囊内的药物浓度。如用软管法，管口不可触及眼部，可先挤出少许后再涂，或用消毒干棉签擦去头部软膏再涂。玻璃棒法涂眼之前，应检查玻璃棒是否光滑完整；双眼涂眼膏者，应分别使用玻璃棒，以防交叉感染。对眼球穿通伤或角膜溃疡患者，操作者手要轻，勿加压眼球，更不要按摩，以免造成角膜穿孔，引起严重后果。

③ 对年龄小不合作的婴幼儿，需要助手配合：操作者与助手对坐，小儿仰卧于助手双膝上，两腿分别挟于助手两腋下，头部固

定于操作者的膝间，助手扶住小儿两臂及身体，体位固定后，即可进行滴药。亦可将小儿仰卧于床上或桌上，让一个人固定其手臂、上身和腿部，另一人用手固定其头部，操作者再给其点药。

十八、耳的护理

1. 外耳道滴药

【案例48】

小晨，18 岁，因感冒引起急性中耳炎，耳朵疼痛难忍，听力下降，自听增强，耳内有黄色分泌物流出。根据医生的嘱咐，小晨应用双氧水和氧氟沙星进行滴耳，每日三次。可怎样才能把药水滴到耳朵里呢?

操作要点：

（1）操作者卫生洗手，检查药液标签及质量，将药瓶放在手心或热水杯旁边，使药液温度与人体体温尽量接近。

（2）取坐位或卧位，患耳向上，用棉签蘸 3%双氧水擦除耳道内分泌物，清洁外耳道。

（3）操作者一手向后上方牵拉耳郭（小儿向后下方），使外耳道变直。另一手用滴管将药液顺外耳道后壁滴入 3～5 滴，用手指反复按压耳屏数次，使药液进入中耳腔内。

（4）保持体位 3～5 分钟，外耳道塞棉球，以免药液流出。

2. 外耳道取异物及清洁

【案例49】

贝贝今年 7 岁了，是个活泼好动的孩子。晚上洗澡的时候，贝贝忽然大哭起来。妈妈几番询问，才知道顽皮的贝贝将小花生米放到了耳朵里。妈妈一看，花生米已经泡涨。妈妈望着哇哇大哭的贝贝，一时没了主意，这可怎么办呢?

操作要点：

（1）操作者洗净双手，准备挖耳勺或耵聍钩、耳部用药、棉签、手电筒等。

（2）取坐位，患耳朝向操作者。

（3）操作者一手牵拉耳郭，将95%酒精滴入外耳道，等到花生米缩水变小，再用刮匙在直视下取出异物；若取耵聍者，则在直视下将耵聍钩或挖耳勺从耵聍边缘空隙处伸入后向外钩出，耵聍碎屑可用棉签拭出。

（4）用蘸有 3%双氧水的棉签擦除耳道内分泌物，然后用干棉签擦干外耳道。

（5）根据需要滴入抗生素药液。

【金手指】

① 给婴幼儿或儿童外耳道滴药时，家长应把孩子抱在怀里，左手挟住孩子的头部，右手抱住孩子的身体及双手，夹住孩子的双腿；对于不合作的孩子要让他躺下来，固定头部。外耳道滴药后最好让孩子侧卧 10～15 分钟，使药液在耳朵里保留较长的时间，以发挥最佳的疗效。

② 要在医生指导下掌握滴耳剂正确的使用方法和适应症，尤其是婴幼儿，尽量不要使用氨基糖甙类滴耳药，如庆大霉素滴剂，以免药物局部作用于内耳器官产生毒性作用，造成不可逆的听力损伤。

③ 取活体昆虫时，先滴入香油或 70%乙醇，将昆虫杀死后夹出或者用水冲出；对圆球形异物如小珠子、小绿豆，可用刮匙或异物钩等钩出。取坚硬的耵聍时，先滴耵聍软化剂；若双耳都是耵聍栓塞，不宜同时滴药，应一侧取完后再滴另一侧耳道。

十九、鼻的护理

鼻腔滴药

【案例50】

王姨，42岁，半个多月前感冒了，并未放在心上，咳嗽流涕症状反反复复。昨天自觉鼻塞，流脓鼻涕，右鼻孔有些肿，有时只能张口呼吸，口腔喉咙干燥，感觉非常不舒服。去医院被告知是鼻窦炎，需要向鼻腔滴入滴鼻净，使鼻窦口开放。滴鼻净有较强的收缩血管作用，使鼻腔毛细血管收缩，黏膜水肿减轻或消失，进而解除鼻塞症状。但是滴鼻净有一定的毒性，如何使用才能发挥它的最大疗效呢？

操作要点：

（1）操作者洗净双手，检查药液标签、质量和使用时间。

（2）滴药前轻轻把鼻涕擤干净，如果鼻腔有干痂，可用温盐水清洗，待干痂变软取出。

（3）取合适体位。

① 仰卧垂头位。肩下垫枕，颈部伸直，头后仰，使前鼻孔向上，以免药液流入咽部，适合后组鼻窦炎或鼻炎患者。

② 侧卧位。肩下垫上枕头，向患侧卧，头下垂，适用于前组鼻窦炎患者。

③ 坐位。坐姿，头后仰稍偏向患侧。

（4）距鼻孔1～2cm处将药液沿鼻腔壁缓缓滴入患侧或双侧鼻腔内，每侧3～4滴，交替按压鼻翼，休息5分钟再起来，使药液充分和鼻腔黏膜接触。

（5）每日滴药3～4次。

【金手指】

① 小儿慎用滴鼻净。小儿对滴鼻净类药物十分敏感，也很容易用药超量，造成在滴药数分钟至 4 小时内出现中毒反应，表现为心跳加快、嗜睡、拒食、呕吐、昏迷、面色苍白、呼吸急促、四肢冰冷等。家长在使用时必须注意：小儿只能使用 0.5‰的滴液；每次最多只能滴一滴，再次滴药必须间隔 6 小时以上；一般使用时间不宜超过 3 天。

② 向鼻内滴药时，滴管头不要碰到鼻部，以免污染药液；不可长期擅自依靠滴鼻液来改善鼻腔症状，应尽快到专业医院就诊；高血压患者慎用鼻黏膜血管收缩剂，以防血压升高。

③ 使用喷鼻剂时，头不要后仰，将药瓶的喷嘴插入鼻子，在按压喷雾器的同时吸气。在抽出喷雾器之前，要始终按压喷雾器，以防鼻中的黏液和细菌进入药瓶。在一侧或双侧鼻孔中喷药后，轻轻地用鼻吸气 2～3 次。

④ 鼻毛是防止呼吸系统疾患的第一道防线，它可以阻挡空气中的灰尘、细菌等进入人体；可以保持鼻黏膜的温度和湿度，防止干燥性或萎缩性鼻炎；还可保护嗅神经不受损害。可见鼻毛的作用真不小，应加以保护，不可随便剪修，更不能拔鼻毛！

二十、家庭药箱

1. **选择家庭备药应遵循的原则**

【案例51】

小张结婚 3 年后生了个儿子，全家人都很高兴，她看着老老少少八口：爷爷和公公都有高血压，奶奶有冠心病，儿子也是容易生病的年纪，她想在家中准备一个家庭药箱（图 1-74），以便应对一些突发事件，可是，到底该怎么准备呢？她犯难了。

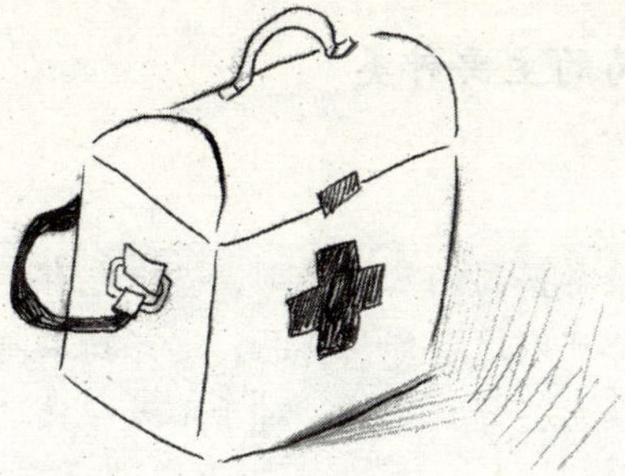

图 1-74

其实要准备家庭药箱并不难，重要的是首先要分析清楚准备药箱的目的和意义，不能盲目去做，这里先告诉大家准备家庭药箱需掌握的几条原则：

（1）药品要少而精。药箱的储药量一定要少，最好随用随买，以免造成浪费。药品品种不要太多，以预防家庭成员常见病为主，一般情况下治疗同一种病症的药物储备一种即可。如果家中有幼儿，再加选适合幼儿使用的药物。

（2）根据家庭成员的特点配备。如幼儿用药与成人不同，应该根据需要选择幼儿用药；慢性病（如高血压、糖尿病、冠心病、结核病等）病人，应咨询医生后配备相应药物。特殊成员的药物应单独存放在一个特定位置，以便查找。

（3）选择非处方药物。非处方药物是经医药学专家遴选，认为老百姓根据说明书或药师的口头指导即可以安全使用的药物。个别处方药物如胰岛素，需经过培训，方可在家中使用。

（4）选择给药方法简便和适合保存的剂型。尽量选择口服药、外用药，少选或不选注射药物。选择常见病、多发病用药。

（5）保证安全性。家庭药箱内不可混有剧毒药、麻醉药，也不可有家庭成员中过敏的药物。

2. 家庭备药的主要种类

【案例52】

小张学习了准备药箱的基本原则，心中也有了打算，不过她想知道家庭药箱中都可以准备哪些药品，这些药品都是做什么用的，使用的时候需要注意些什么事情？对于不是学医的人来说，这真是不容易掌握。

配备家庭药箱的目的是日常生活中的应急和方便。表1-1中几大类药物是家庭药箱中必备的，每一类中列出推荐用药，仅供参考。

表1-1　家庭药箱中必备药品

分类	种类	适应症	推荐用药	注意事项
药物	感冒药	感冒、鼻塞、打喷嚏	VC银翘片、新康泰克、板蓝根颗粒、藿香正气水、日夜百服宁、白加黑、感康、三九感冒灵	普通感冒不提倡过早用药，多喝开水，注意休息一般可以自愈
	解热镇痛	发热、头痛、神经痛、牙痛、痛经、肌肉痛等	拜阿司匹林、西乐葆、芬必得、复方乙酰水杨酸片、必理通、扶他捷、曼秀雷敦乐儿退热贴	解热镇痛药物对胃有刺激性，适宜饭后服用。如果长期服用的话，有引发胃部疾病的可能
	止咳化痰	咳嗽、咽干、咽痛、痰多等	复方甘草片、念慈庵蜜炼川贝枇杷膏、沐舒坦、急支糖浆	止咳糖浆类药物服用后不能马上喝水，如果同时服用多种药物，应该最后喝止咳糖浆

续表

分类	种类	适应症	推荐用药	注意事项
药物	消化系统	消化不良、胃肠痉挛、不思饮食、胃痛、胃肠炎等	吗丁啉、江中健胃消食片、洛赛克、三九胃泰、达喜、斯达舒、葵花胃康灵、多酶片、吗咪爱、金双歧	
	止泻药	腹泻	易蒙停、思密达 妈咪爱、庆大霉素颗粒、黄连素、吡哌酸、口服补液盐	
	抗过敏	红疹、麻疹、皮肤过敏、荨麻疹等	扑尔敏、息斯敏、仙特明、开瑞坦、恩理思	抗过敏药大多具有嗜睡的副作用，服药期间不能从事开车、操作机器或高空作业等工作
	皮肤炎症	皮疹、皮炎、癣等皮肤疾病	达克宁、三九皮炎平、艾洛松、采特、派瑞松	激素类软膏容易导致皮肤色素沉着，而且不宜长期使用
	跌打损伤	关节扭伤、跌打肿痛、伤口创伤等	云南白药、扶他林乳胶剂、邦迪创可贴、奇正消痛贴、麝香壮骨膏、锐迈、正红花油	
	前列腺疾病	由前列腺疾病引起的尿急、尿痛	保列治、前列康、爱普列特片	
	心脑血管	高血压、冠心病等心脑血管疾病	复方丹参滴丸、降压0号、开博通、可定、倍他乐克、欣康、步长脑心通、银杏叶片、罗布麻片、华佗再造丸	治疗高血压的药物不能突然停药 有心血管疾病的患者应咨询医生后常备药物

续表

分类	种类	适应症	推荐用药	注意事项
药物	糖尿病	降血糖	优降糖、美吡达、降糖片、美迪康、迪化糖锭、诺和龙等	糖尿病患者应听从医生指导常备适合自己的药物
	钙制剂	主要针对于人体钙的缺乏	葡萄糖酸钙片、葡萄糖酸钙口服溶液、迪巧、盖中盖、巨能钙、乐力	碳酸钙类药物因为能中和胃酸，可能会导致食欲下降
	维生素、氨基酸类	补充人体维生素、氨基酸的缺失	善存、21 金维他、维多粉、氨素、复合氨基酸胶囊	一般情况下，正常饮食的人群没有必要特意补充
	眼科	眼干、眼涩、眼疲劳、眼痛、沙眼等	珍视明滴眼液、新乐敦滴眼液、乐敦莹滴眼液、润洁滴眼液、典必殊	
	妇科	月经不调、阴道炎等妇科常见疾病	乌鸡白凤丸、妇炎洁、妇科千金片、三金片、洁尔阴	
	其他	其他生活中常见疾病	西瓜霜润喉片、六味地黄丸	
硬件	镊子、剪子、创可贴、消毒纱布、无菌棉签、胶布、绷带、冰袋、体温计，有条件的还可准备血压计、血糖仪、氧气袋			
建议配备	①应急电话簿：包括 120、110、119、距离最近的急诊室和中毒控制中心的电话，最好有医生的电话；②一本急救知识手册；③一本权威、规范的医药科普书；④一套家庭所有成员接种疫苗的记录以及家人治疗用药的记录			

另外慢性病患者，如高血压、冠心病、糖尿病等患者应咨询医师后配备所需药物。家中有儿童的，可相应储备儿童用药，如婴幼儿退热用的退热栓剂等。

以上药品可以根据自己的实际情况配备，不必都备齐。

3. 药品的储存

【案例53】

小张选好了需要的药品，立即行动就买了回来，一堆药品一股脑塞到了一个空抽屉里。啊呀，这可不行，药品不是一般的东西，一旦保管不好会变质的，而且时间长了，家中有哪些药，都是什么时间买的就会搞不清楚了，还有可能被孩子误食。那么应该怎么保存药品呢？

要点解析：

（1）建立药品登记本。可以按照表1-2来登记药物。注意购买药品后要用原包装保存，如果原包装破损，一定要重新标注药物的名称、适应症、用法用量以及有效日期，避免吃错药。说明书一定要随着药物妥善保存，每次用药前阅读。

表1-2　家庭药箱药品登记表

序号	药品名称	规格数量	适应症	用法用量	有效期	存放位置	注意事项

（2）药品放在安全易取处。安全主要是指儿童、智障者以及有自杀倾向的精神疾病患者等特殊人群不易拿到的地方。

（3）药品要分类管理。大人、小孩用的药应分开放置；口服药与外用药分开放置；急救药品单放。

（4）正确贮藏药品。药物最好避光、干燥、密封保存。一般室温保存，有些药物对热敏感，要求放在冰箱中冷藏。

（5）定期检查药品质量。一般3～6个月就检查清理一次家庭药箱。一般检查顺序是先看名称、剂量、有效期，然后观察药品的颜色、气味、硬度、完整性。不可使用变质或过有效期的药物。

4. 如何识别变质的药品

【案例54】

小张的老公是建筑工人，这一天，天很热，小张的老公有点中暑的症状，小张就从药箱里拿出藿香正气水，想给老公喝点。打开药瓶一闻，咦，怎么和上次用的时候气味不一样了呢？难道是变质了？小张想了想，药箱里的药已经买了快半年了，也该检查检查了，那么怎么才能知道药品是不是变质了呢？

要点解析：

（1）凡是过了“有效期”的药品不能再用。凡是没有包装不能判断名称、剂量、有效期的药物，不能使用。

（2）未过有效期的药品如果储存不当，可能变质。一般情况下，一旦药品的颜色、气味、软硬度发生变化，出现粘连、发霉、生虫、碎裂、变形、包装漏气等情况中的一种或一种以上，就不能使用。下面介绍一些简单判断各种剂型药品变质的方法，可供参考。

① 片剂。松散变形、变色、变味、药片表面出现斑点、析出结晶、发霉。

② 糖衣片。糖衣粘连、开裂、脱落、出现花斑、变色、发霉。

③ 粉雾剂、散剂。结块、变色、发霉、有臭味、生虫。

④ 胶囊剂。胶囊软化粘连、开裂、发霉。

⑤ 丸剂。粘连、发霉、变形、变色、臭味。

⑥ 颗粒剂。受潮、结块、溶化、变硬、发霉、生虫。

⑦ 滴眼剂。变色、混浊、产生沉淀。

⑧ 软膏剂。变味、变色、油层析出。

⑨ 口服溶液剂、糖浆剂、煎膏剂、浸膏剂。发酵、有絮状物

或沉淀、产生酸败难闻气味。

⑩ 口服混悬剂、口服乳剂。分层、变色、有异味、或产生气体以上任何剂型具备其中一个条件就可能已变质。

（3）不好判断时不可盲目用药，可咨询医生。

5. 看药品说明书

【案例55】

为了给家人当“护身符”，小张买了很多药品，她知道用药前先要阅读药品的使用说明书，可是拿起说明书，到底应该重点看哪些内容呢？

目前药品种类繁多，医生开药一般会要求你看说明书，但往往对用药的细节说得比较少，因此在用药前一定要认真阅读说明书，说明书上一定要看的内容有五项。

（1）药品的适用症和禁忌症。适用症是指药品主要用来治疗哪些疾病。禁忌症是指这一药品不适于或者不能用来治疗哪些疾病。通常，“禁用”就是绝对禁止使用；“忌用”是说服药后可能有不良反应，但也不好一概而论，应根据各人的具体情况来确定；“慎用”是要求患者服药后，要细心观察，一旦出现不良反应，须立即停药。

（2）不良反应。用药前最好问问医生，看出现哪些不良反应须及时停药，什么情况下可以继续服用。

（3）药品的用法及用量。要看清楚服药的次数、间隔时间、给药途径（用药方法）。说明书上标的用量通常是指成人的常用剂量。儿童或肝脏、肾脏功能不太好的人，往往需要遵医嘱或按说明书要求适当进行调整。

（4）生产日期或有效期。每次服药前非常重要的环节就是看药品的生产日期或有效期，过保质期的药物不可服用。一般中药或性质稳定的西药，保质期都不超过 3～5 年。说明书上的几个概念：

① 有效期。指药品的有效期限。一般是以整年计算。如标签上印着“有效期：2012 年 5 月”，就是说在 2012 年 5 月 31 日前有效。

② 失效期。失效期和有效期是不同的，应该注意区分。如印有“失效期：2012 年 5 月”是说到 2012 年 5 月 1 日就失效了。有效期与失效期虽同是一个月份，但天数相差 30 天。

③ 通过看批号判断生产日期。药品上面都有批号。批号是每批药品生产出来的时间，一般用六位数表示，前两位数表示年，中间两位表示月，末尾两位表示日，如“091001”，表示 2009 年 10 月 01 日。如果标明批号后，印有有效期 2 年，就是说这批药物到 2011 年 9 月 30 日之前有效。

（5）药品的储存方法。尤其是需要特殊保存的药物，一般说明书上都有提示。

【金手指】

① 切记家中备药不可滥用，家庭药箱主要是用于应急或处理一些常见的小伤小病。由于普通群众掌握的疾病和药物知识有限，因此一旦患病，建议及时到医院就诊。

② 所备药物应在正规药店购买，选用小包装，检查药品的生产文号、批号以及商标和生产厂家、使用说明是否齐全，以保障用药安全。

③ 家庭药箱不主张保存抗生素类药物。

④ 计算儿童用药剂量一般按：1 岁以下用成人量的 $\frac{1}{4}$，3～4 岁用成人量的 $\frac{1}{3}$，4～7 岁用成人量的 $\frac{1}{2}$，7～15 岁用成人量的 $\frac{2}{3}$，15 岁以上与成人量用量相同。注意有些成人药物不能给孩子用。如链霉素使用不当可导致孩子耳聋。

Part 2 第二部分 常见疾病的护理

一、高血压

1. 护理要点

【案例 1】

王妈妈 54 岁了，身材微胖，吃东西口味较重，爱吃甜的、咸的。最近她经常感觉头昏头痛。医生为她做了检查后说，王妈妈血压 180/105mmHg，远远高于正常值，是典型的高血压。王妈妈一时不知道该怎么办？长时间血压过高，会造成很多疾病的发生，最先出现的就是心血管方面，往往在不自觉中心脏病或脑中风发作，所以高血压被称为“无声杀手”。

要点解析：

（1）密切观察血压情况，经常测量并记录（测量血压的方法见“第一部分：通用护理技术”）。

高血压程度可分三级（表 2-1），一级高血压指收缩压 140～159mmHg，舒张压 90～99mmHg；二级高血压指收缩压 160～179mmHg，舒张压 100～109mmHg；三级高血压指收缩压 180mmHg

以上，舒张压 110mmHg 以上。高血压可以表现为收缩压与舒张压同时高或只表现为收缩压高，而舒张压不高。如果出现血压持续升高或出现头晕、头痛、恶心等症状时，应及时就医。

高血压的其他危险因素有男性大于 55 岁，女性大于 65 岁；肥胖；糖尿病；总胆固醇大于 6.5mmol/L；高血压家族史；吸烟等。

表 2-1　高血压分级及危险程度

高血压分级	I 级（轻度）	II 级（中度）	III 级(重度)
无其他危险因素	低危	中危	高危
有 1～2 个危险因素	中危	中危	非常高危
有 3 个以上危险因素或靶器官损害或糖尿病	高危	高危	非常高危
伴随有临床情况：包括心血管疾病或肾脏疾病	非常高危	非常高危	非常高危

注：10 年内发生脑卒中的几率：低危组<15%；中危组 15%～20%；高危组 20%～30%；非常高危组≥30%。

（2）高血压的一般护理原则。

所有高血压患者都需要调节生活习惯，控制危险因素。中危、高危及极高危组还需要在医生指导下服用降压药物控制血压。低危组如果通过调整生活习惯后血压得到控制，则不需要用降压药。

（3）养成良好的生活习惯，控制危险因素。

① 减轻体重。血压增高与体重增加密切相关。肥胖者应限制热能摄入，最好能将体重降到理想体重。饮食中应避免含胆固醇及动物脂肪。

② 控制钠盐摄入。医学研究表明盐摄取过多是高血压的重要发病原因，吃盐越多的国家与地区高血压的发病率越高。很多高血压患者减少盐的摄入量后，血压就得到了控制。因此应控制钠盐的摄入，一般成人每天控制盐量在 6g 以下，高血压患者最好控制在

2.5g 以下。禁止食用腌制食品。

③ 戒烟戒酒。烟酒是心血管疾病的主要危险因素之一。吸烟饮酒的高血压患者脑卒中和冠心病的发病率是不吸烟饮酒者的 2～3 倍。饮酒还能降低患者对抗高血压药物的反应性。

④ 适当运动。养成进行规律有氧运动的好习惯，运动内容以快步行走［（80～100）步/分钟］、慢跑［（110～130）步/分钟］、太极拳、骑脚踏车、游泳、散步或爬楼梯为主，每周约 3～5 次，每次 30～45 分钟，以不引起心慌、脉搏明显增快为宜。应避免从事会使血压上升、血管收缩的运动，如举重、划船。运动应采取渐进方式进行，若有头晕、呼吸急促、胸闷等情形应立即停止运动，并与医师联络。

⑤ 遵医嘱坚持长期规则治疗。经医生诊断认为应服用药物控制血压时，应坚持遵医嘱用药，不得随意停药。血压基本稳定者，应在医生指导下调整药量。

⑥ 其他。注意保暖，避免受寒，因为寒冷可以引起毛细血管收缩，易使血压升高。保持大便通畅，必要时服用缓泻剂。合理安排作息时间，生活要有规律，避免过度劳累和精神刺激。早睡早起，不宜在临睡之前活动过多和看刺激性的影视节目。睡眠、工作和休息时间大致各占 1/3。

2. 用药原则

【案例2】

李阿姨 55 岁，高血压病史 7～10 年，每次服用卡托普利 12.5mg，一日 3 次，感到效果不佳，便自作主张，改为每次服用 25mg，一日 3 次，结果很快出现了皮疹、味觉丧失、发热等不良反应，化验嗜酸细胞增高及蛋白尿，还引起了低血压和肾功能不全。

赵叔叔血压高，听另一位病友说，用安替洛尔治疗效果很好，他也开始服用这种药，血压降下来了，可出现了乏力、头晕、眼花，到医院一查，脉搏只有50次/分钟。原来，赵叔叔本来心率就慢，安替洛尔是β受体阻滞剂，有使心率减慢的作用。

另一位病友说，他服了降压药不仅头痛得厉害，还心慌得要命。医生测量他的脉搏每分钟110多次，而他用的药是硝苯地平，这类药在降压同时还有引起交感神经活性增强，加速心跳的作用。原来又是把药选错了。

高血压用药原则如下。

注意高血压的用药应该遵守医生的要求。以下原则是提供给大家一些知识，以便大家更好地理解和接受医生的安排。

（1）目前尚无一种药物可以根治原发性高血压，所以服用降压药必须在医生的指导下进行，一般需要长期坚持，有的需要终生维持。

（2）降压药的使用必须从较小的剂量开始，如果使用较小剂量就可将血压控制到理想的水平，不仅可以获得良好的治疗效果，还能使不良反应尽量减小。如果用小剂量后降压效果不满意，可以逐渐增加剂量来使血压控制到良好的水平。

（3）为使降压疗效好又不增加副作用，一般不主张将一种药物的剂量加得过大，而是采取同时服用两种或两种以上的降压药物，每种药物的剂量都较小，配合使用，可以起到比单用一种药物更好的效果，而且相互之间的作用还可使副作用互相抵消，减轻不良反应。中度及中度以上的高血压为使血压达标，一般都需要合用两种或两种以上的降压药物。

（4）目前用于降压的药物主要有六类，即利尿剂、β受体阻滞剂、血管紧张素转换酶抑制剂、血管紧张素Ⅱ受体拮抗剂、钙拮抗剂、α受体阻滞剂。每一种药物都有其适应症和不良反应，因此，高血压患者不可以自行选择药物，应在医生指导下用药，以保证治疗效果，减轻不良反应。

3. 饮食原则

【案例3】

胡伯伯生性乐观开朗，爱吃大鱼大肉，吃东西口味很重，总觉得口味淡的饭菜不香，在43岁时查出了高血压；许叔叔45岁，是某单位领导，平时应酬特别多，经常喝酒抽烟，高血压病史6年，最近感觉左眼莫名的不舒服，去医院一查，大脑供血严重不足，脑血管动脉硬化程度相当于70岁的老人。饮食不当可能会导致高血压的发生。

要点解析：

高血压患者的饮食治疗，是以减少钠盐、减少膳食脂肪并补充适量优质蛋白，注意补充钙和钾，多吃蔬菜和水果、戒烟戒酒、科学饮水为原则。

（1）饮食宜清淡，提倡高维生素、高纤维素、高钙、低脂肪、低胆固醇饮食。摄入总脂肪小于总热量的30%，蛋白质占总热量15%左右。提倡多吃粗粮、杂粮、新鲜蔬菜、水果、豆制品、瘦肉、鱼、鸡等食物，提倡植物油，少吃猪油、油腻食品及白糖、辛辣、浓茶、咖啡等。降低食盐量。

（2）饮食有节，做到一日三餐饮食定时定量，不可过饥过饱，不暴饮暴食。每天食谱可做以下安排：碳水化合物250～350g，新鲜蔬菜400～500g，水果100g，食油20～25g，牛奶250mL，高蛋白食物3份（每份指：瘦肉50～100g，或鸡蛋1个，或豆腐100g，或鸡、鸭100g，或鱼虾100g。其中鸡蛋每周4～5个即可）。

（3）科学饮水。研究证明，饮水中含有较多的钙、镁离子。它们是参与血管平滑肌细胞舒缩功能的重要调节物质。如果缺乏钙、镁离子，易使血管发生痉挛，导致血压升高。因此高血压患者要尽量饮用硬水，如泉水、深井水、天然矿泉水等。

4. 警惕高血压危象

【案例4】

有人形容老王服用降压药，就像吃自助餐一样，遇上就饱餐一顿，赶不上就挨饿几天。这是因为，老王从来不按医生的要求用药，而是自己感到头晕头疼等高血压症状明显了，就买回一堆药吃上几天；症状稍轻，药就被扔到一边。不料，一天他突然出现剧烈头痛、呕吐、胸闷，同伴急忙护送他去医院看急诊，测量血压高达 220/100mmHg，经急救后才转危为安。医生说老王发生了高血压危象。高血压危象，是一种有高度危险性的心血管急危重症，发作时血压突然升高，以收缩压的明显升高为主；严重时可出现心、肾、脑、眼等脏器的症状，引起心绞痛、少尿、意识模糊、视力障碍等表现。因此高血压患者必须警惕高血压危象。

要点解析：

（1）高血压危象的诱因。过度劳累、过量饮酒、精神紧张、情绪激动、寒冷刺激、服降压药不当、激烈运动等，在短时间内使血压急剧升高，如不及时抢救，则病情急剧恶化，酿成大祸。

（2）高血压危象的发生常有先兆，一般有突发型和迟发型两种。

① 突发型。危象突然发生，无前期征象，发病时间从数分钟至 3 小时不等。发病时，先出现高度兴奋，皮肤变色（由苍白变为块形发红），头痛剧烈，手足颤抖，视力模糊，往往伴有频繁多量的小便，血压明显升高，尤以收缩压为主，而舒张压升高较小，脉压增大，常见于二期高血压病。

② 慢发型。较少见，却严重，危象逐渐发生，发病时间长，从数小时到 5 天不等。患者自觉头重、头痛、恶心、呕吐、无力、神志不清，血压明显升高，尤以舒张压增高为主，收缩压稍逊，常见于三级高血压病。

（3）高血压危象的预防。

① 坚持长期、有规律地服用药物，平时坚持有效的降压治疗；外出时应带好降压药，以备急救之用。

② 进低脂肪、低胆固醇、低热量饮食，控制血脂。

③ 戒除烟、酒。

④ 避免暴露在过冷或过热的环境中，尽量避免开启冰箱，寒潮来临时注意保暖，早晚出门最好戴上帽子、口罩，以减少冷空气的直接刺激。

⑤ 学会自我测量血压、调整用药。

⑥ 保持精神乐观、放松，并经常进行适当运动量的身体锻炼。

（4）高血压危象一旦发生，病情险恶，应做好现场急救，必须立即送往医院，争取抢救时机。

发生高血压危象时的家庭急救方法：

① 立即卧床休息，抬高床头30°，尽量避光。

② 患者保持镇静，避免躁动，防止家人随便搬动患者。

③ 有条件者可以给予氧气吸入。

④ 立即服用硝普钠、心痛定、倍他乐克或利血平等快速降压药，最好用舌下含服片；严禁服用氨茶碱、麻黄素等制剂，以防血压升高。

⑤ 呼叫120救护车，尽快就近送大医院抢救治疗。

【金手指】

（1）远离高血压的8字箴言：低盐、减肥、减压、限酒。

（2）正确认识高血压。①血压在理想范围内降得越低越好，只要平稳地将血压降至目标水平以下，既可减轻症状，也可减轻各种脑血管病的危险性。②有并发症时应将血压降得更低。③重视非药物疗法，如饮食疗法、运动疗法。④血压降下来后不可擅自停药。⑤治病心切可以理解，但降压不能图快。⑥体重减少 1kg，血压下降 1mmHg。⑦新药、贵药未必好，适合自己的才是最好的。⑧认真进行血压监测和记录。

二、糖尿病

1. 测量血糖的方法

【案例5】

王大妈买了个快速测血糖仪，一直坚持监测，每次采血时都非常小心，血糖也较稳定。可是近日，王大妈发现自己饭量增加了，身子却没有力气，而且经常感觉口渴。这不正是糖尿病的症状吗！王大妈忙到医院检查，结果发现血糖已高达 21mmol/L。有些人采血时因为怕痛，选用浅度采血针，结果是血流出得少，就去挤压扎针的部位将血挤出，这样测量的血糖是不准确的。因为挤压扎针的部位时会有体液流出，导致血糖的测量值偏低。

要点解析：

（1）准备物品。血糖仪、相同型号的试纸、穿刺笔及穿刺针、乙醇及棉签、血糖值记录表等。

（2）操作要点。一定要先阅读使用说明书。下面以“滴血”的血糖仪为例进行说明。

① 用温水或中性肥皂洗净并彻底干燥双手，温暖并按摩手指，将手臂短暂下垂，让血液流至指尖。用 75%的酒精消毒指腹，待干。

② 打开血糖仪开关，确认血糖仪显示的日期和时间；取一条试纸拿在手上（手指不可触及试纸测试区）。取出试纸后随手将盖筒盖紧。

③ 旋转穿刺笔的号码盘，调节穿刺的深度，号码越大穿刺的深度越深。将穿刺针安装在穿刺笔上，拧下穿刺针套；用拇指顶紧要采血的指间关节，再用采血笔紧挨指腹，按动弹簧开关，针刺手

指指腹的两侧，如图 2-1 所示。刺皮后勿加力挤压，以免组织液混入血样，造成检测结果偏差。

④ 第一滴血尽量弃去，将一滴饱满的血滴到试纸测试区域，如图 2-2 所示，将试纸插入血糖仪内，如图 2-3 所示等待结果，读取读数，如图 2-4 所示，记录测定的时间、数值和测定时的状态，如图 2-5 所示。

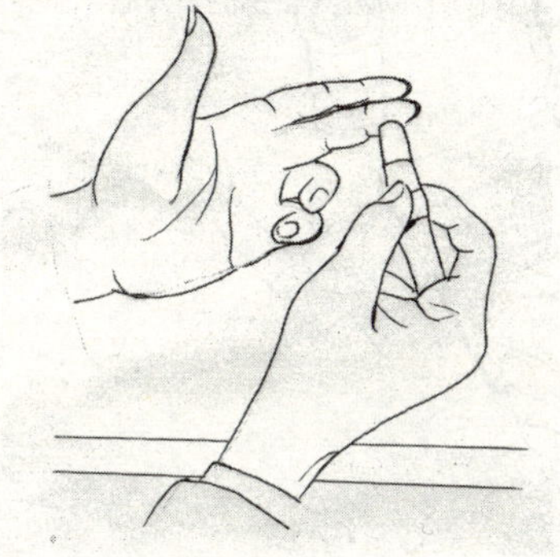

图 2-1

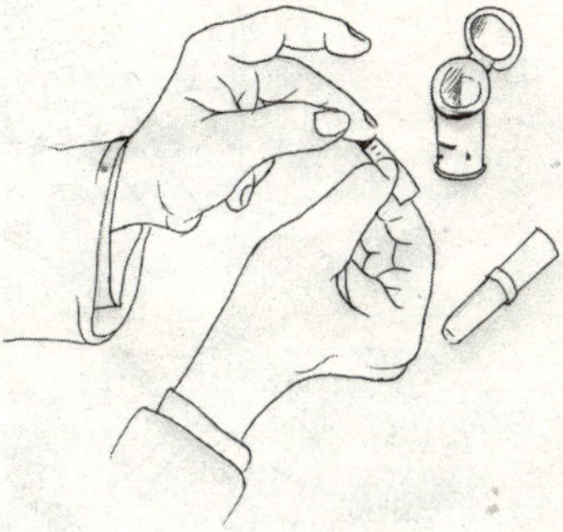

图 2-2

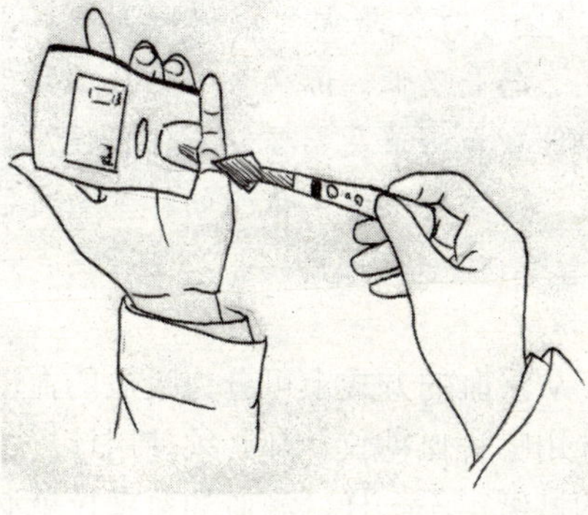

图 2-3

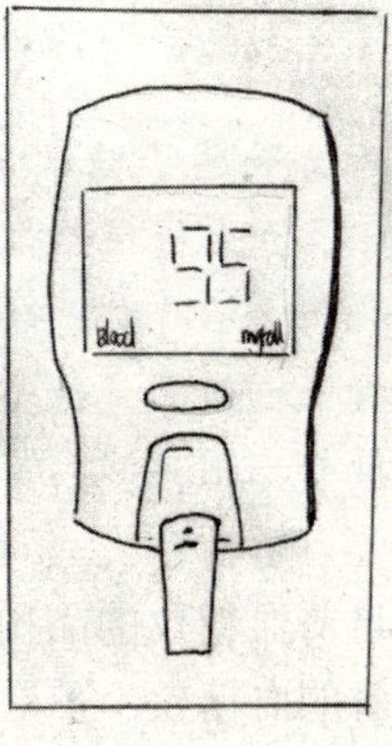

图 2-4

⑤ 采血针一经使用，针尖不再锋利，并且容易有细菌繁殖，应放入锐器盒，试纸放入医料废物收集器中。将血糖仪存放在温度40～70℃、相对湿度85%以下的环境中，避免放在电磁场（如移动电话、微波炉等）附近。试纸应干燥、避光和密封保存。

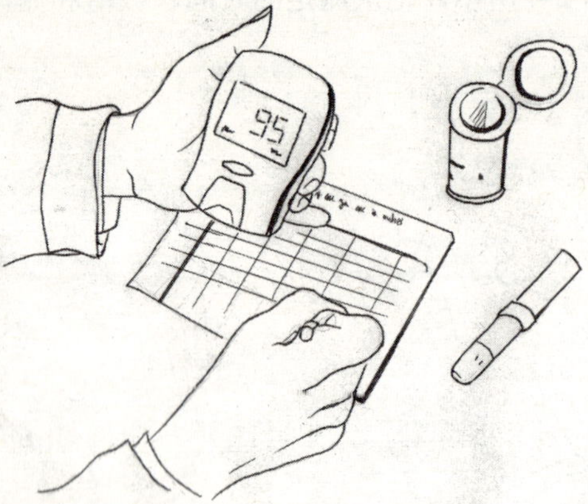

图 2-5

【案例6】

陈大爷患了糖尿病后一直坚持打胰岛素，血糖一直控制得很好，可最近血糖值却很不稳定，忽高忽低。陈大爷心想自己的生活习惯和药物治疗都无改变，为什么血糖值反而控制不住了呢？直到儿子打来电话问试纸是否用完，他才发现这批试纸的批号与自己原来的批号不相符。

要点解析：

目前血糖仪的品种较多，从采血的方式上可分为吸血的血糖仪和滴血的血糖仪。不论患者选用哪种血糖仪，都必须使用该厂家的试纸。不同款式的血糖仪用的试纸也不一样，滴血的血糖仪就必须使用滴血的试纸，吸血的血糖仪就必须使用吸血的试纸。同一厂家生产的试纸，不同批号，也不能通用。每盒试纸都有编码，需在测量前根据试纸的编号调整仪器，才能正常使用。

【案例7】

高先生患了糖尿病，平时妻子一直告诫他不要贪吃。有一次他和老同学相聚，总算给自己找到贪吃的理由，不但鸡鸭鱼肉饱餐一顿，而且还一醉方休，回到家中往床上一躺就入睡了。妻子给他测血糖，结果 8.8mmol/L，血糖不高，妻子就放心做家务去了。等妻子要睡觉了，叫他却怎么也叫不醒了，赶快送医院，结果一测血糖是 28mmol/L，经过抢救才脱离危险。妻子感到奇怪："我给你测的血糖不高啊！"并拿试纸给高先生看，他一看才知道，原来妻子用的是已经过期的血糖试纸。

要点解析：

血糖试纸都有一定的保存日期，过期的试纸肯定不能再用。血糖试纸必须保存在原装的试纸筒内，放在阴凉、干燥处，用时取出一张试纸后要马上将盒子盖紧，以免受潮后影响测试的结果或测试不出结果。一旦试纸受潮，就不能再使用，必须更换。

【金手指】

(1) 多久检测一次血糖？

① 全天血糖谱包括三餐前后、睡前、夜间共 8 个时间点，对病情不稳定、妊娠糖尿病患者、使用胰岛素者适用。应每 2 天～4 天测 1 次全天血糖谱。

② 初发病及调整药物者每周测 4 次，每次选 8 个点中的不同时间点。

③ 病情稳定者每月测 4～7 次，每次选不同的时间点。

④ 手术前后、感冒、旅游等血糖不稳定时每天至少测 4 次，每次选不同的时间点。

（2）血糖控制在什么范围属于正常？

若检测结果保持在 2.8mmol/L 以上、空腹血糖低于 6.1mmol/L、而餐后 2 小时在 7.8mmol/L 以下，表明您的血糖控制良好。在日常生活中您还应注意避免低血糖（<2.8mmol/L）的发生。

（3）如果使用的是吸血式的血糖仪，就先取一条试纸插入机内，然后刺破指头，将一滴饱满的血吸附到试纸专用区域后等待结果。

2. 注射胰岛素的方法

【案例8】

王妈妈今年 54 岁，得糖尿病已经有十多年了。近两年来开始出现并发症：有一只耳朵听力下降，眼睛有黑色漂浮物体，腿部有麻木现象。目前靠注射胰岛素来维持，但最近注射部位疼痛。怎样正确注射胰岛素呢？

操作要点：

（1）注射前的准备。确定吃饭时间，确定在 30～45 分钟内吃饭；准备好酒精棉球，注射装置和胰岛素；再一次核对胰岛素的剂型及所需要注射的剂量；仔细检查胰岛素的外观。

（2）常用的胰岛素注射部位有上臂外侧、腹部（肚脐周围 10cm 内不能注射）、大腿外侧、背部（图 2-6）。以 2 cm^2 为一个注射区（每次注射应在一个区域），而每一个注射部位可分为若干个注射区。每次注射都应轮换部位，以避免出现皮下脂肪营养不良现象。注射部位的轮换可按照以下原则：选左右对称的部位注射，并左右对称轮换注射。待轮换完，换另外左右对称的部位；如先选左右上臂，并左右对称轮换注射。等轮换完后，再轮换注射左右腹部。

（3）胰岛素的注射方法。

① 注射前半小时应将胰岛素从冰箱中取出，待药液温度接近室温时再注射。

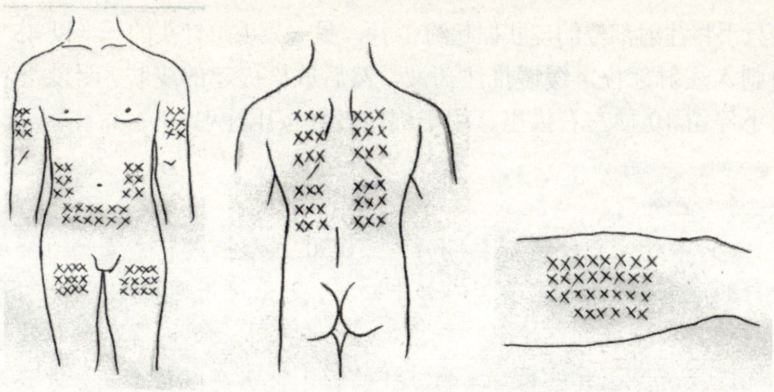

（a）　　（b）　　（c）

图 2-6

② 注射前操作者一定要洗手，并准备好胰岛素药瓶、注射器和酒精棉球等注射所需要的用品。

③ 注射短效胰岛素时，应先用酒精棉球消毒注射液瓶盖，然后用注射器吸取与所需胰岛素注射液等量的空气注入胰岛素瓶内，左手再将胰岛素药瓶倒转，瓶底向上，针筒在下，且针头在瓶内胰岛素液面下，右手拿注射器，轻拉针柄使胰岛素慢慢进入针筒内，达到所需注射量的单位刻度线。再次确定与你所需注射的胰岛素剂量相符。将保护盖套在针头上，然后可放在桌面上。应保证无气泡进入针筒，否则要重新抽胰岛素。

④ 如果注射中效或长效胰岛素，应将胰岛素注射液瓶平放在手心中，用双手夹住药瓶，来回滚动 10 下左右，使瓶内药液充分混匀，再按上述方法进行。自行混合两种剂型胰岛素时，必须按上面的步骤先抽短效胰岛素，再抽中效或长效胰岛素。如果把中效或长效胰岛素混入短效胰岛素瓶内，这瓶胰岛素就不能再继续使用了。

⑤ 选好注射部位后，用酒精棉球消毒皮肤，待酒精干后，用

一只手将注射部位的皮肤捏起约 1 寸，另一只手将针头的一半以 45°角刺入注射部位，缓慢推注药液，然后放松提起的皮肤。针头要在皮下停留 10 秒左右拔出，用干棉球轻轻按压注射部位。

【金手指】

① 中效、长效胰岛素 50/50、70/30 或超长效胰岛素均为外观均匀的混悬液，轻轻摇晃后，如牛奶状。若出现下列情况不应使用：轻轻摇晃后瓶底有沉淀物；轻摇后，在瓶底或液体内有小的块状物体沉淀或悬浮；有一层“冰霜”样的物体黏附在瓶壁上。短效胰岛素为清亮、无色、透明液体。

② 要学会使用不同种类的注射器。一般注射胰岛素用的注射器有两种，一种为 1ml 容量的普通注射器。这种注射器上标注的刻度标志为“mL”（毫升），要根据所用的胰岛素注射液含量进行单位换算。另一种注射器是注射胰岛素专用的，也就是美国生产的“BD”针。这种注射器是按每 mL 注射液含 40 单位胰岛素制作的，如果使用的是这种注射器，则不用再进行胰岛素单位换算。

3. 糖尿病患者的饮食计算方法

【案例9】

王妈妈身高 155cm，体重 74kg，一直食欲很好，但是 45 岁之后，陆续检查出了高血压、高血脂、高血糖。她很苦恼，我没吃什么大鱼大肉，饭量也减少到了之前的 2/3，怎么净得这些“富贵病”呢？其实，高血压、高血脂、糖尿病这些所谓的“富贵病”，都与摄食量有密切的关系。每个医生都会叮嘱患者少吃，其实这还不够，尤其是糖尿病患者，应该科学饮食，掌握每天的热量计算方法。

要点解析：

（1）合理的热量摄入。根据标准体重和活动量确定合理的摄入总能量。活动量分轻度、中度、重度三个档次，分别对应 30、35、40kPa/kg 体重。举例来说，成年人老王，身高 165cm，则其标准体重为 165－105＝60（kg）；他平时从事家务劳动和太极拳等体育活动，应属轻度活动量，日摄入能量应为 30×60＝1800（千卡）。

标准体重（kg）=身高（cm）−105

（2）根据总热量分配到蛋白质、脂肪和碳水化合物三大营养素中，摄入蛋白质 1.2g/kg，脂肪 1.0g/kg，余下的为碳水化合物。对老王来说，他每天的饮食中蛋白质总含量应为 1.2×60＝72g，脂肪为 1.0×60＝60g。每 g 蛋白质含能量 4 千卡，每 g 脂肪含能量 9 千卡，这 1800 千卡中，剩下的就应该是碳水化合物提供的能量＝1800−4×72−9×60＝972（千卡），每 g 糖类含能量也是 4 千卡，则应摄入糖类 972÷4＝243（g）。

（3）饮食安排。三餐按照$\frac{1}{5}$、$\frac{2}{5}$、$\frac{2}{5}$分配或按$\frac{1}{3}$、$\frac{1}{3}$、$\frac{1}{3}$分配。

（4）碳水化合物的选择提倡食用粗粮，忌食葡萄糖、蔗糖、蜜糖及其制品。较肥胖者，可以把总能量适当降低；如果总是发生低血糖，则应考虑调整降糖药而不是增加饮食总能量；伴糖尿病肾病但肾功能正常者应限制蛋白质在 0.8g/天以下，血尿素氮增高者限制在 0.6g/天以下；少吃或尽量不吃油炸类食品、动物内脏、花生、核桃仁及瓜子等食品；限制饮酒，严格戒烟。

【金手指】

① 糖尿病患者饮食的粗略计算法：体重大致正常，身体状况较好者的主食（指碳水化合物）摄入量可按劳动强度大致估算，不从事体力劳动或活动者（200～250）g/天，轻体力劳动者（250～350）g/天，中体力劳动者（350～400）g/天，重体力劳动者（400～500）g/天；

副食品中蔬菜不限制，蛋白质约（30～40）g/天，脂肪（40～50）g/天；肥胖者应严格限制总热量，选用低糖、低脂肪、高蛋白饮食，每日主食200～250g，副食中蛋白质约30～60g，脂肪25g左右。

② 病情较重或饮食疗法控制血糖效果不好者，一定要及时就医，查找原因。

4. 警惕低血糖昏迷

【案例10】

秦奶奶在1996年被检查出糖尿病，一直遵照医嘱药物治疗，但没有进行血糖监测，感觉病情控制还算好。最近天气冷暖交替，秦奶奶着凉后出现呕吐、腹泻、食欲不振。当天早上，保姆按时给秦奶奶喂了降血糖的药，2个小时后来给秦奶奶喂饭时，发现她昏睡不醒，赶快拨了120求救。急诊医生到达后发现秦奶奶已口唇苍白，手脚发冷，测血糖发现血糖低至1.6mmol/L，出现低血糖性昏迷。于是立即给予葡萄糖输液，通过输液等治疗后，秦奶奶过了一会儿苏醒过来。她不明白，糖尿病是血糖高，怎么会出现低血糖呢？

要点解析：

（1）低血糖是指血糖浓度低于正常的临床状态，伴或不伴有出冷汗、心慌、手抖、饥饿感等相应症状，在进食后症状可迅速缓解。非糖尿病患者血糖值低于2.8mmol/L视为低血糖，而对糖尿病患者，只要血糖值小于3.9mmol/L即应按低血糖处理。

（2）低血糖昏迷的诱因。胰岛素或降糖药使用过量、服药时间太早或吃饭时间太晚、体弱、饥饿、运动量过大、空腹饮酒及肝肾功能不全时易发生低血糖昏迷；老年糖尿病患者由于高热、感染及急性胃肠炎均可导致低血糖食物摄入不足也可引发糖尿病昏迷。

（3）糖尿病患者生活中低血糖的预防。

① 糖尿病患者要理解低血糖发生的原因、症状及急救方法，

并对使用的降糖药及胰岛素种类有一定了解，以防误用或过量使用；老年人血糖不宜控制过严，一般空腹血糖小于 7.8mmol/L，餐后血糖小于 11.1mmol/L 即可，并尽量选用短效降糖药；肝肾功能不全的患者应减少口服降糖药或胰岛素剂量。

② 糖尿病患者要定时定量进餐，注射胰岛素或口服磺脲类药物半小时后一定要进食，对病情较重而无法预测胰岛素使用量的患者，可先进食后注射胰岛素，以防患者注射胰岛素后未进食而引起低血糖，此外患者应尽量避免空腹饮酒及严禁酗酒。

③ 糖尿病患者外出时最好随身携带糖果、食物及病情说明卡，这样一旦发生低血糖也能得到及时救助。

④ 运动治疗要适当，运动前应该监测血糖，若血糖值较低应加餐后再运动，并随身携带糖果，最好有人陪伴。

⑤ 发生过低血糖的人及其家属应寻找发生的原因，并尽快与平常诊治的医师联系调整药物剂量。

（4）低血糖应急处理。有条件者可马上使用血糖仪测量血糖，同时拨打 120 急救电话。测得血糖偏低时，立即进食 15～20g 砂糖、糖果、巧克力等吸收快的糖类食物，若在 15 分钟内仍无好转，可按上述方法再吃一次，仍无效者应立即送医。一般短效胰岛素持续时间短，低血糖反应重复发作的机会较少；而中长效胰岛素和口服降糖药半衰期长，除给予一些吸收快的糖类食物外，还需加上牛奶、面包、饼干等吸收较慢的食物。对意识不清的患者，家属切勿强行让患者吞食任何食物，以免误吞入气管内，发生窒息，应立即送医急救。

【金手指】

① 遇到患者出现昏迷情况，切莫惊慌，如果患者本来有糖尿病史，呼救时要向急救人员提供这方面的信息，并接受指导，很多时候，你是可以成为救死扶伤的好帮手的。

② 如果现场有医务人员，经判断患者发生低血糖昏迷后，立即给50%葡萄糖60～100mL静脉注射。5～40分钟内患者会逐渐清醒，继续以10%葡萄糖静脉滴注，同时酌情给予注射胰高血糖素、地塞米松，及时对症治疗至患者完全恢复正常。

三、冠心病、心绞痛

1. 饮食要点

【案例11】

老徐患冠心病两年了，因为平时应酬很多，经常抽烟喝酒大鱼大肉，不能按照医生的要求注意饮食调理。最近经常心绞痛发作，才引起他的重视。他很想知道到底饮食方面注意些什么？

冠心病患者要注意饮食搭配，遵循必要的饮食原则非常重要。

要点解析：

（1）冠心病患者应控制总热量的摄入在2000千卡/天左右，一般主食每日350～400g，最多不要超过500g。维持正常的体重，碳水化合物在总热量中的比例应控制在60%～70%。

（2）下列五类食物有益于冠心病患者。

① 植物蛋白及复合碳水化合物，前者主要指豆类食品等，后者则主要指淀粉类食物。

② 富含维生素C的食物，可以使胆固醇羟基化，从而减少其在血液中的蓄积。

③ 高纤维食物，以保持大便畅通，有助于粪便中类固醇及时排除，降低血清胆固醇。

④ 水产海味食物，如海带、海蜇、淡菜、紫菜、海藻之类等，其中含有优质蛋白、不饱和脂肪酸以及各种无机盐，可阻碍胆固醇在肠道内吸收、软化血管。

⑤ 植物油，如豆油、花生油、菜油、麻油等。

（3）冠心病患者饮食应注意：

① 忌多吃高脂肪高胆固醇食物，如动物内脏、动物大脑、蛋黄等；脂肪的摄入应以植物性脂肪为主，应限制在总热量的30%以下；胆固醇的摄入量每天应少于300mg，不吃动物的内脏、脑等。

② 忌多食用单糖食物，如含果糖、葡萄糖等的食物，以避免单糖转化成脂肪而存积体内；

③ 忌烟少酒，禁忌烈性酒，不宜喝浓茶、咖啡；

④ 忌高盐食物，食盐的摄入量每天控制在5g以下。

⑤ 忌暴饮暴食，忌饮食过多过饱。暴饮暴食可使大量血液积聚于消化道，从而导致心肌供血不足，发生心肌缺血。饮食摄入过多，可导致肥胖，加重心脏负担，同时容易加快动脉粥样硬化。

2. 心绞痛的预防与急救

【案例12】

王老伯，68岁，有高血压史已20年，冠心病史已10年。最近3年来，往往在半夜2点钟左右时左前胸疼痛，常放射到左肩部，且伴有四肢冰冷，出冷汗，让老伯不知所措，经医生诊断是心绞痛发作。心绞痛是冠心病引起的一个急性发作症状，由于冠状动脉粥样硬化使心肌血管变窄、血流量减少，若再遇劳累、运动、情绪激动、紧张、用力排便等加重心脏负担的情况，便会诱发心绞痛。对冠心病患者来讲，必须掌握如何预防心绞痛的发作，以及发生后如何抢救？

要点解析：

冠心病患者预防心绞痛发作，要从日常生活做起。

① 起居有常。应早睡早起，避免熬夜工作，临睡前不宜看紧张、恐怖的小说和电视。起床宜缓不宜急，应先慢慢起来，稍坐一

会儿，再缓缓地下床。

② 洗漱宜用温水，尤其是冬季。骤然的冷水刺激可致血管收缩而使血压升高。

③ 睡前和清晨起来时饮一杯白开水，或喝杯热牛奶、热豆浆，可稀释血液，促进血液中的代谢废物尽快排出体外。

④ 避免过度劳累，注意劳逸结合，适当锻炼，锻炼的项目宜柔和，如太极拳、保健操、散步、慢跑等，时间不宜长，不应超过半小时。运动强度以每分钟心率不超过 120～130 次为宜；若在运动时出现心慌、胸闷或头晕时，应立即中止。饱餐后不宜运动。

⑤ 预防便秘。排便时切忌急于排空而用力屏气，便后不要骤然站起。平时多吃富含纤维素的食物，可以预防便秘，也有利于降血脂。如有便秘情况，应及时处理。

⑥ 坚持午休。每天午饭后最好睡上半个小时，即使不睡也要小憩一会儿，打个盹儿，对心脏功能较差者尤为必要。

⑦ 身心愉快。精神紧张、情绪波动可诱发心绞痛。应忌暴怒、惊恐、过喜以及过度思虑。

⑧ 饮食调理，避免过饱或暴饮暴食。

3. 用药指导

【案例13】

赵伯伯突然感到胸口不舒服，胸闷、疼痛，此时他的老伙计来家里串门，他站起身来想去开门，可是还没迈出腿去就摔倒在地。后经医生诊断，赵老伯是心绞痛发作。凡是被确诊患有冠心病的患者，平时就应当防范心绞痛的发作，掌握心绞痛发作时的急救措施非常有必要。

心绞痛发作的自救：

（1）若突然感到胸骨下出现压榨性疼痛或胸闷，应立即停止一切活动，平静心情，就地坐下休息，无须躺下，以免增加回心血量从而加重心脏负担。若是初次发生心绞痛，持续时间一般不超过10分钟，在没有药品的时候，停止活动、就地休息、保持平静心态就是最有效的急救措施。

（2）曾经出现过症状的人，应该到医院就诊，确认是冠心病后，就要遵医嘱准备药物，随身携带，以防万一。出现症状时，取出随身携带的急救药品，如硝酸甘油1片，放到舌下含化，通常2分钟左右疼痛即可缓解。请人帮忙联系急救中心和家人。

（3）若效果欠佳，10分钟后可再舌下含服一片。但无论心绞痛是否缓解或再次发作，都不宜连续含服三片以上的硝酸甘油片。

（4）若连续2次用药后不能缓解疼痛，应高度警惕急性心肌梗死的可能，必须立即到医院救治。

【金手指】

①　家庭常备急救药。咨询医生选择适合自己的急救药物，在家中床头、案几等固定而易取的地方摆放，并且要随身携带。注意经常检查药品质量和有效期，不用过期或变质药品。

②　餐后心绞痛是冠心病患者在餐后半个小时发生的心绞痛，应该及时服用硝酸酯类的药物，密切观察病情变化。如果吃得不是太饱而连续发生餐后心绞痛，这是冠心病病情严重的信号，需要警惕。餐后心绞痛的预防非常重要，尤其存在冠心病的危险因素者，比如抽烟、喝酒、糖尿病、高血糖、高血脂等。50岁以上的人最好只吃七八成饱，不要吃过于油腻的食物和高糖食物。

③　心绞痛时身边无药的急救，最简单有效的办法就是施以“耳穴按压法”：取火柴、牙签或细干树枝之类的东西，用其末端触探耳郭的耳轮角当中最敏感的痛点，即耳中穴。然后，持小细棍稍加用力按压此穴，大约1分钟即可出现止痛的疗效，两三分钟可以完全中止心绞痛。先压左侧的耳中穴，如果按压效果不明显，改用右

侧的耳中穴按压。

④ 夜间发生心绞痛，一般说明病情较重，需立即去医院诊治，千万不要留在家中进行“病情观察”。

四、脑卒中

1. 偏瘫的康复锻炼方法

【案例14】

王师傅有三子两女，偏瘫后，孩子们在床前尽孝，端屎倒尿忙前忙后。等老人度过急性期后，孩子们又把老爷子送到专治脑血栓后遗症的医院接受康复锻炼。经过一个疗程3个月的锻炼，王师傅恢复了语言功能，能够自理大小便，自己穿衣，自己走着出院了。没想到，两个月后王师傅又被子女抬进了医院。原来老爷子回家后拒绝继续锻炼。子女们也觉得老人家一辈子挺不容易的，现在病了更应该顺着他，况且在医院已经治好病了，练不练由他吧。没想到老爷子是一天不如一天，最后又动不了了，只好再进医院重新进行康复锻炼。王师傅第二次走着出院后没多久，又躺着进来了。这一次应“归功”于老伴的“爱心”。看着老爷子康复锻炼时龇牙咧嘴的样子，老伴拦着不让子女“逼迫”老人锻炼，急了还骂子女不孝。最后王师傅只好“三进宫”。如此反复4次，康复效果一次不如一次。实践证明，康复治疗确能改善功能，尤其在穿衣、大小便和活动能力等方面，但康复活动具有很强的持续性、主动性，贵在坚持！

要点解析：

（1）偏瘫，通常称半身不遂，多因脑卒中（脑栓塞或脑出血）所致。偏瘫的肢体长期不锻炼，就会逐渐产生肌肉退化萎缩，甚而造成足下垂、关节强直等畸形。在脑卒中病情稳定48小时后，就可以开始做康复锻炼，急性期过后的2～4周就应该把治疗重点转移到功能的恢复。功能锻炼应循序渐进，持之以恒，不能操之过急。

（2）恢复早期，偏瘫肢体完全不能活动，锻炼方法包括按摩、推拿、被动运动，目的是防止肌肉萎缩。可由家属协助完成，活动患者瘫痪的肢体，包括每个大小关节，活动幅度尽量达到一个正常关节所能活动的范围。同时配合按摩和推拿，一般每次 20～30 分钟。

（3）当患者瘫痪肢体开始有活动力量时，就应鼓励患者自己运动，如在床上伸伸胳膊、蹬蹬腿，利用健侧肢体协助做翻身动作等。双手的功能锻炼除早期采用按摩和被动运动外，应经常做各手指的屈伸、开合等练习，如捏乒乓球、解纽扣、拨算盘、持匙等，尽量自己练习用勺子或筷子吃饭。总之，能动的地方都要尽量动起来。

（4）注意语言功能的锻炼。即使说不清楚话，也要多说，家属的鼓励非常重要。早说、多说、尽量大声说 ，有利于语言功能的恢复。

（5）恢复后期主要是走路和手指精细动作的训练。练习独立行走、跨门槛、上下楼梯，但一次不能过累，最好有人在旁保护，可逐步增加活动量和距离。上肢的功能锻炼可进一步练习手的灵活性与协调性，如梳头、拍皮球、编织等。配合简便的医疗体操或医疗功能训练器械，如行走车、脚蹬器、拉力器等进行功能锻炼效果更好，有条件者还可进行针灸。

（6）出现下列情况应该停止或减少锻炼。训练中出现头晕、恶心、心绞痛、呼吸困难、心律不齐增多至 10 次/分钟以上、脉搏＞140 次/分钟、收缩压上升＞40mmHg 或舒张压升高＞20mmHg 时要及时终止训练。运动量适度控制，严格掌握训练强度，经过休息仍感疲劳，则显示运动量过大，应酌情减量。

（7）下列情况不宜锻炼：安静休息时心率＞100 次/分钟；舒张压＞120mmHg；收缩压＞195mmHg；有劳力型心绞痛；心功能不全在Ⅱ级以上；合并有心肌梗死、上消化道出血、呼吸道感染、肾功能不全；手术后未拆线；骨折愈合不充分、剧烈疼痛；体位变化或运动时血压的反应显著异常；体温在38℃以上；重度心律不齐。

2. 预防便秘的方法

【案例15】

华爷爷于去年10月得病，脑中风出血35ml，左侧半身不遂。现能走，不完全自理。这半年便秘，非常痛苦，用泻药、灌肠等方法只能解决一时，非常着急！中风患者常合并便秘，便秘是指粪便在肠道滞留时间过长，造成排便次数减少，粪质干硬，伴有排便费力。便秘常给患者带来很大的苦恼，而且由于排便用力，还可能造成再次出现脑卒中，对于脑中风患者预防便秘非常重要。

要点解析：

（1）饮食调理。进食清淡易消化的食物，避免辛辣刺激性食物。保证每餐“三个一”：一分蔬菜、一分杂粮、一分水果。多进食含纤维丰富的食物和蔬菜，如菠菜、芹菜、梨、香蕉等，粗纤维的食物可刺激肠道的蠕动；多进食含维生素B丰富的食物及润滑肠道的食物，如粗粮、萝卜、洋葱、豆类、蜂蜜、银耳等。

（2）多饮水，可软化粪便，宜清晨空腹喝温开水一杯，每日喝水不少于8杯。

（3）定时排便，养成定时排便的习惯。便秘者，不管有没有便意，都在每天同一时间（如早饭后）定时去蹲厕所10分钟，直到养成定时排便的习惯。排便时应做到专心，不宜看书等。

（4）增加运动量，避免久坐，适量的运动可增加胃肠的蠕动。可睡前躺在床上进行腹部按摩，方法是以脐为中心，从右下腹开始向左下腹沿顺时针方向按摩，每天2～3次，每次20～30圈。

（5）保持良好的心情，避免不良的情绪刺激，因不良的情绪可使胃酸分泌减少，使肠蠕动减慢。

（6）必要时可服用缓泻剂。如酚酊每晚 2 片口服，或向肛门内塞入甘油栓、开塞露或肥皂碎块，但必须适量合理，不宜长期使用。而润肠剂蓖麻油对于中风前就有习惯性便秘的患者特别有效，每次 15ml 口服，一般服后 2～6 小时便可见效；睡前口服石蜡油 15ml 对于中风前大便正常，病后出现大便单纯干燥的便秘患者非常有效；对于中风伴有脑水肿的患者，最好使用甘油，每 kg 体重 1g，加等量生理盐水，每日口服 1 次。

（7）不用或少用可引起便秘的药物或食物，如铁剂、钙剂、可待因、番石榴等。

（8）便秘超过 3 日，且经过各种方法处理均不见效者，可由家属戴上手套，用手指从肛门内挖出干硬的粪便，也可到医院请医生处理。

（9）便秘可作为某些疾病的症状，如痔疮、结肠癌等，故有便秘的患者，要给予重视，并及时治疗。

3. 再次中风的预防与处理

【案例16】

武爷爷今年 78 岁了，一年前曾患脑中风，经治疗好转出院。日前在外游玩时，突然再次中风，先送当地某医院却无法马上处理，再送到市大医院已是 5 小时之后。中风又称急性脑血管病，包括脑出血、脑梗死等，具有发病率高、死亡率高、致残率高、复发率高和并发症多的“四高一多”特点。许多中风患者虽然经抢救转危为安，但中风病复发率高，一到三年复发率高达 60%，一到十年，复发率高达 80%，留有后遗症的占 30%以上，生活不能自理，丧失劳动能力，还需家人伺候，药不离口……二次中风往往比第一次更容易导致死亡或严重后遗症，因此曾患中风者应预防再次中风并学习有关急救知识。

要点解析：

（1）防止二次中风的要点。

① 必须坚持长期有规律服药。中风急性期如果治疗及时，措施得当，大部分患者都能度过急性期，进入恢复期。中风患者的恢复期比较长，一般需要3～12个月，甚至更长时间。中风患者坚持长期服药才能降低复发机会。根据临床资料统计，中风在第一年内的复发率为25%～30%，第二年的复发率为17%～20%，第三年的复发率为20%～23%，第四年的复发率为15%～18%，第五年的复发率为5%～9%。由此可见，中风病人的服药时间，最好能坚持五年，这样复发率就可以明显降低。

② 勿乱投医滥用药。中风用药，最讲究"个体化治疗原则"，绝不可生搬硬套别人的用药经验。到正规人医院看医生，与医生全面合作，按照医嘱用药，才会取得满意的效果。

③ 不要奢望有特效药。对于中风恢复期患者，没有特效药能使其在短期内获得痊愈，或者绝对防止中风再次复发。在预防中风复发和治疗后遗症时，要采取必要的措施控制血压、降低血脂和血黏度、控制血糖等容易引起中风复发的原有疾病。

④ 长期规律平稳降压。在应用降压药时，应在医生指导下服用。高血压一定要降，但每个人在不同情况下如何降，降到什么程度，选什么药大有讲究。高血压者必须坚持长期用药，即使血压已降至正常（一般应降到130/90mmHg以下），也要维持用药，不然血压会再次升高。

⑤ 重视并切实降血脂。动脉粥样硬化越重，中风的发生率就越高，二者可谓相随相伴。中风患者常伴高脂血症，应针对血脂增高的类型和程度选用合适的调脂药。

⑥ 不容忽视中风后抑郁。30%～50%中风患者恢复期会出现情绪低落、不愿见人、兴趣下降、叹息生活没有意思等表现，且久治不愈，使患者的生活质量明显下降，个别人甚至自杀。中风后抑郁

会对患者的生理和社会功能均产生不良影响。一旦发现抑郁症，应及时采取针对性治疗。

⑦ 日常生活中的注意事项。控制或免除动脉硬化的危险因子，如戒烟、治疗高血压、糖尿病、高尿酸症、心脏病等。避免会使血压突然上升的情况或行为，如寒冷、大便太用力、紧张、兴奋、激烈运动等，不要喝酒，注意水分摄取，避免脱水。改变生活习惯：包括遵医嘱服药、控制体重、每天做适当运动等。

⑧ 曾有中风病史的人如果出现头晕、手脚麻木、恶心想吐、语言困难、手脚不灵活等症状，即使是暂时性的，也都需及时就医，才能预防二次中风的威胁。

（2）再次中风的处理。

中风发生时，千万不要轻易搬动患者，此时搬动患者可能导致病情加重，影响预后。让患者保持原来卧位，保持呼吸道通畅，就近找医护人员到家中，或呼叫 120 急救车。密切观察患者病情，等待救援。

五、老年痴呆

1. 护理要点

【案例17】

退休女教师朱老师今年 67 岁，丈夫去世 4 年了，她的注意力开始减退，常呆坐不语、生活自理能力逐渐下降，蓬头垢面，不知饥饱，大小便失禁，连子女都不认识。经医生诊断，朱老师患的是典型的老年痴呆症。吴大妈今年 68 岁，被确诊为患了老年痴呆症，至今已有 3 年多时间了。有时吴大妈遇到不熟悉的人，会拉着人家的手不放，还十分亲热地说："你什么时候来我家啊？"上个月的一天早上，老人走失了。全家人心急如焚，分头寻找，整整找了半天，终于在白云新村附近找到。为了防止母亲再次走失，吴大妈的儿女只好给老人找了个全职保姆，让保姆一天 24 小时守候老人。随着老龄化社会的到来，老年痴呆症的发病率呈逐年上升的趋势，它不仅威胁着老年人晚年的健康和幸福，也给家庭带来了极大的烦恼和困难。

要点解析：

（1）尽量保持患者生活环境中的各种事物恒定不变，必须改变时要采用缓慢渐进的方式。痴呆患者学习新事物的能力很差，生活环境的改变会使其不知所措，加速自理能力的下降。但现实生活中变化总是难免的，家人应尽量使这一变化小一点、慢一点，并反复教导和训练患者适应新环境。常用物品置于显眼和靠近的地方，以利老人随时使用；病室要保持整齐、安静，注意安全，防止跌倒引起外伤；注意火种（如香烟头）熄灭，煤气开关、电插座等安全使用，严防意外发生。

（2）提供适当的帮助。照料痴呆患者并不等于替他做一切事，那将使其生活能力迅速下降。应鼓励他去做力所能及的所有事情，同时给予必要的帮助。一切事情遵循简单原则。对早期痴呆者要鼓励参加简单的劳动、户外活动或社交活动，以振奋精神，增强体质，并应防止外出时迷路走失；失眠者可给予小剂量的安眠药，衣着宜适中，室温宜偏凉。抑郁型大多喜卧多寐，应调整睡眠，白天多给一些刺激，鼓励患者做一些有益、有趣的手工活动及适当的体育锻炼。

（3）饮食宜清淡，饥饱适宜，不可吃刺激性食物，戒烟酒，多吃蔬菜。食物要适合患者口味，保证丰富的营养，品种多样化，以提高食欲，但应避免患者因健忘吃了再吃，饮食过度或不主动进食情况；血管性痴呆者常伴有吞咽困难，进食不宜过快，应注意呛咳，防止食物误入气管，引起窒息。

（4）注意个人卫生，督促患者洗脸刷牙，经常洗澡。若不能自理，随时给予帮助，避免毛巾、脚布错乱使用；天气变化时，及时关心增减衣服，以及衣着的整洁，防止乱穿衣或倒穿、反穿衣服等；室内保持环境舒适，空气新鲜，阳光充足。

（5）勤观察，多询问。老年人往往会出现其他脏器功能衰退或某些疾病，痴呆者因感觉迟钝，反应能力差，若不细心观察、多询问，不及时处理，将造成严重的后果。

【金手指】

痴呆患者护理过程中的常见问题与对策：

① 漫游。给患者提供更好、更安全的生活环境，如无障碍的场地，有明显标志物的居室等，且标志物应选用患者最熟悉的东西。为患者安排一些有计划的活动，也可以减少患者的漫游，并可改善患者的社交活动能力，增进其愉快感和自我表现感，这些活动应结合患者的兴趣爱好以及以往的生活经历，以便提高他们参与的积极性。

② 自我照顾能力丧失。一方面，应反复指导和反复训练患者，使他们获得一些基本的个人生活能力。另一方面，又要从冷暖饥饱等各个方面替患者考虑周到。

③ 大小便失禁或生活能力差。痴呆患者大小便失禁，往往增加感染和发生皮肤病的危险。护理对策包括提供明显的如厕标志，将厕所设在患者生活区的附近，定时提醒患者如厕，重新训练大小便习惯等。

④ 进食障碍。痴呆患者常有拒食、贪食、随手乱抓东西吃的情况。照顾好患者的进食直接影响患者的健康，其方法一般包括定时进餐，选择有营养、易消化的食物，而且要根据患者的喜好安排食谱，以免引起拒食。喂饭时要慢一些，以便患者有时间充分咀嚼食物。

⑤ 性行为异常。性行为脱抑制（手淫）的情况在男性痴呆患

者中更为多见，这可能是患者最后的快乐所在，与其制止，不如提供一个更为合适的环境或场所，允许他们有所发泄。

⑥ 精神症状。当患者出现幻觉、妄想时，不要与其争辩，可设法转移其注意力，再耐心解释，同时及时找精神科医生诊治。对于患者的暴力、攻击行为，仍以疏导、解释、转移注意力等方法为主，并可在医生的指导下，短期应用镇静药物控制，同时应分析并找出引起患者不愉快的原因，防止再发生。

⑦ 失眠。患者认知障碍严重时，常白天休息夜间吵闹，使护理者疲惫不堪。处理的方法是尽量不让患者在白天睡觉，增加活动，保持兴奋，以使他们能在夜间休息。

2. 康复训练

【案例18】

“妈妈，爷爷又抢我的糖吃！”3岁的小涛号啕大哭地叫道，而一旁的爷爷却毫不理会孙子的哭闹，自顾自地吃糖。小涛的爷爷是一位离休老干部，以前挺有威严，但近年来，却时不时做一些离谱的举动，家里人形容“变得越来越自私，越来越‘坏’”。像抢孙子糖吃的事情，已经发生过多次。老人家的儿女特别为此开过两次家庭会议，对老人家进行“批评”。老人家在会上对批评还唯唯诺诺，说“不抢了、不抢了”，但却是当面一套，背后一套，转头又和孙子抢起来。到后来，儿女才知道父亲是患了老年痴呆症，他在家的反常行为，正是疾病的表现。

老年痴呆的症状分为三期。

第一期：遗忘期。此期表现为特别健忘，并在记忆障碍的同时，渐渐出现计算能力、认识能力和定向力障碍，活动范围减少，但尚能保持日常生活能力，基本上不需旁人帮助，此期是本病持续最长的一期。

第二期：精神错乱期。此期痴呆持续加重，病情急转直下，认识功能进一步减退，伴有失认、失语和失用，思维情感障碍及个性人格改变明显，行为明显异常。部分患者可出现少动，假面具脸和肌张力增高，也可见癫痫发作，日常生活已难自理，需他人帮助。

第三期：痴呆期。患者严重痴呆，处于完全缄默，完全卧床，完全丧失生活自理能力的状态，常伴有恶病质，肌强直和大小便失禁。随着病情加重，很多人都生活不能自理。

对于这样的病人，即使是无微不至的照顾，也代替不了康复训练，应尽可能地让他们恢复生活自理能力。只有这样，才能从根本上提高老年痴呆患者的生活质量。让老年痴呆患者重建其生活自理能力，除正确的药物治疗外，还要尽可能唤起他们对最基本的生活常识的记忆。这些常识都是患者曾经知道的、已经储存在大脑里的东西，只是伴随病情加重而不断丢失。如果能经常提取、反复储存，遗忘速度就会大大减慢。

要点解析：

老年痴呆康复训练主要从以下几方面进行。

（1）回忆往事。围绕老人过去的生活事物，鼓励老人有组织地回想，讨论及分享过去的经历。虽然痴呆患者近期记忆受损，但大部分远期记忆仍然保存，而且远期记忆是一些实在的材料，患者可以在没有压力的情况下抒发自己的意见及情感，在与亲朋分享过往光辉岁月及成就的时候，会有助于他们重新肯定自己，从而产生自豪感和满足感，减少抑郁。通过反复的回忆，对增强记忆力，延缓记忆力衰退，促进智力的恢复也是十分重要的。主要可以用照片、图片、音乐、有纪念意义的物品和他一起回忆他的童年、他生活的年代、主要的贡献、过去的生活状况、个人经历。

（2）记忆训练。

① 瞬时记忆。念一串不按顺序排列的数字，从三位数起，每次增加一位。如：125，2334，51498……念完后立即让患者复述，

直至不能复述为止。

② 短时记忆。给患者看几件物品，如手机、苹果、饭碗、电池等，然后马上收起来，让他回忆刚才看到了什么东西。物品数量可由少到多，逐渐增加，观看的时间可由长到短。

③ 长时记忆。经常让患者回忆一下家里亲戚朋友，原来单位同事的姓名，前几天看过的电视内容，家中发生的事情等，唤起远去的回忆。

（3）感官刺激训练。

① 多功能感官刺激，如音乐、灯光、香水、室内挂色彩鲜艳的图画或装饰物等。

② 鲜果品尝。让患者闭上眼睛品尝，然后说出味道和感受，说出名称、形状和颜色。

③ 触摸游戏。在布袋中装入日常用物，让患者取出你指定的物品，并说出与物品有关的经历。

④ 肢体协调训练、手指操，可以消除疲劳，减轻精神负担，缓解焦虑，健脑，改善认知、技艺、执行速度及判断能力。

（4）随时不忘沟通。通过日常的交谈、耐心的聆听、倾诉心事等帮助患者抒发感受。要鼓励患者多表达自己，时常用音乐、宠物和孩子等增添热闹的气氛。还要尽可能地让患者多了解外部的信息，多培养、鼓励患者参加各种兴趣活动，不要使其处于封闭的生活环境。

（5）肢体功能锻炼。

① 吞咽功能锻炼。

发音训练：嘱患者张口发“a”音，并向两侧运动发“yi”音，再发“wu”音，或嘱其缩唇后发“f”，像吹蜡烛、吹哨动作。发音动作一般在晨间护理后进行，每个音发音 3 次，连续 5～10 遍，通过张闭口动作促进口唇肌肉运动。

舌部运动：嘱患者张口，将舌向前伸出，然后左右运动摆向口角，再用舌尖舔下唇后转舔上唇，每隔5分钟做一次，每天3次，分别早晨、中午、下午进行。若患者不能自动进行舌运动时，护士可用压舌板辅助。

面部动作训练。嘱患者做微笑或皱眉，张口后闭上，然后鼓腮，使双颊部充满气体后轻轻吐气，反复进行，每天3次。通过主动或被动活动患者下颌，嘱患者做咀嚼动作，每天练习3次，练习吸气、哈气、伸舌、挤眼等动作，都可帮助面部肌肉运动。

② 关节功能训练，使四肢及躯干各关节尽可能保持正常活动范围，可由家属协助进行关节训练，保持功能位置。

③ 呼吸锻炼，即用口吸气，用鼻呼气，反复进行深呼吸，以锻炼肋间肌、膈肌和辅助呼吸肌等。

④ 步行锻炼。步行时抬头挺胸，两眼向前看，足尖尽量抬高，步距不必过大，转方向时可分几步转。

⑤ 坐下起立训练。坐下时，先将小腿贴住椅边，然后弯腰，将两手支撑于椅子上慢慢坐下。坐下后再将臀部向椅内移动。起立时，先将两手支持于椅上，将臀部移向椅边，在两手支撑下起立。如患者训练有困难，可由护士或家属扶持完成。

⑥ 手部精细动作训练。练习扣纽扣、写字、折纸等日常生活动作。

【金手指】

老年痴呆症的十大信号：

①记忆力日渐衰退，影响日常起居活动；②处理熟悉的事情出现困难；③对时间、地点及人物日渐混淆；④判断力日渐减退；⑤常把东西乱放在不适当的地方；⑥抽象思维开始出现问题；⑦情绪表现不稳及行为较前显得异常；⑧性格出现转变；⑨失去做事的主动性；⑩语言表达方面出现困难或理解他人语言的能力下降。

Part

3

第三部分 特殊时期的护理

一、怀孕期

1. 怀孕的准备

【案例1】

新婚夫妇小王和小张，享受蜜月的同时也想尽快拥有一个宝宝。为了自己未来宝宝的健康，他们想知道需要做哪些准备。

要点解析：

（1）从生理角度讲，女性的最佳生育年龄在 24～30 岁，最好不要超过 35 岁，所以夫妇应该把握好要孩子的最佳时期，因为过早过晚生育对母亲和胎儿都不利。

（2）为了安全起见，如果夫妻生活有规律，且不采取避孕措施，就应该提前把自己视为孕妇，遵守一些规则：远离吸烟人群，杜绝喝酒！

（3）另外，从准备怀孕前三个月开始，可以每天补充 400μg 叶酸片，这样可以显著地降低神经管畸形和其他出生缺陷。

（4）特别需要提醒的是：到医院看病时，应首先告诉医生您准备要宝宝。不要接受X光检查，如透视、拍片、CT等，避免接触放射性物质；也不应进行免疫接种；更不要轻易服药，包括平时感冒服用的药物；也不要染发、烫发，因为染发剂、烫发剂可能引起胎儿畸形；怀孕前后不要居住刚刚装修完的房子，居室内不要放置刚买的家具，因为其中的有害物质也可使胎儿致畸。

（5）农村妇女怀孕不要做喷洒农药、施化肥之类的工作，因为农药和化肥中的有害物质经皮肤或呼吸道吸入后会影响母婴健康，有的还会致畸或导致流产。

（6）准备怀孕的女性还应避免吸烟，饮酒、喝咖啡；避免接触猫、狗等动物（可传染弓形虫病）；尽量避免去人多的公共场所。

2. 早期妊娠的诊断

【案例2】

一位已婚女性月经没有按时来，最近感觉特别倦怠，总想睡觉，吃饭也没胃口，婆婆提醒她可能是“有喜”了。那么怎样才能知道是否真的怀孕了呢？

要点解析：

（1）自我诊断。有性生活经历的妇女，如果原本月经周期规律，没有采取避孕措施，一旦超过10天未来月经，首先应考虑怀孕。怀孕早期可以出现头晕、乏力、嗜睡、食欲不振、喜食酸物或厌恶油腻、恶心、呕吐等表现。乳房渐渐增大，感觉乳房轻度胀痛及乳头敏感、疼痛，而且乳头及乳晕皮肤颜色加深。可能出现小便次数增多，但无尿痛。一旦想到怀孕的可能应及早去医院检查确诊。

（2）医生诊断。医生一般会通过做尿妊娠试验初步做出判断。为了提高检测的准确性，您在去医院检查前需要注意：测试前夜应尽量少喝水，测试当天早上第一次尿（晨尿）的检验准确性最高，所以最好早点去医院，检查晨尿。

（3）尿妊娠试验也可以自己在家里做。操作前先阅读试纸使用说明书，读懂之后再进行。准备一个清洁的容器，前一段尿不要，接取中段尿。严格按照试纸说明书要求使用试纸，正确判断结果。为了提高准确性，可在3天后再测一次。

【金手指】

① 要从正规药店购买合格的试纸，严格按照试纸说明书上的操作程序检测。

② 使用试纸自己检测，只能作为初步筛选用，还应该到医院由医生确诊。

③ 计算孩子出生时间的方法：停经月份减3（或者加9），日期加7（若按农历推算：日期加15）。例如：末次月经是1月1日，月份加9为10，日期加7为8，所以10月8日就是预产期。

3. 自我监测胎动

【案例3】

小李怀孕已经7个月了，她经常感觉肚子里的宝宝踢她，心里总是担心：是不是宝宝不舒服或者不健康啊？除了偶尔做一次B超检查，小李没有办法了解宝宝在子宫里的健康状况，她很焦虑。医生说她有点孕期焦虑症，对她说，胎动可以反映宝宝在子宫里的安危状况，可以每天数一数胎动，如果胎动正常就没有必要担心了。那么如何通过数胎动知道宝宝健康呢？

要点解析：

（1）数胎动的意义：胎动能反映胎儿在子宫内的成长发育状况，是胎儿给母亲发出的信号，胎动次数多少、快慢、强弱等，常预示着胎儿的安危。

（2）数胎动的时间：怀孕 24 周以后，就应该开始数胎动了。

数胎动的时间可以安排一日一次，在每天晚上临睡前，数 1 小时胎动，将每天的计数结果记录下来。注意每天的检测时间应该是固定的。孕龄满 32 周或医生要求的时候，需要安排早、中、晚固定的时间 3 次数胎动，每次数 1 小时，然后把 3 次数到的数相加，再乘以 4，就可以得出宝宝 12 小时的胎动数。

（3）数胎动的方法：准备好一张纸和一支笔，取坐位或左侧卧位，环境要安静，思想要集中，心情要平静，全身放松，看表计时，每数到一次胎动就在纸上画一个圈，一定要数满 1 小时。数数圆圈数就知道宝宝一小时动了几次了。

（4）胎动提示：胎动的强弱和次数，个体差异很大。但只要胎动有规律，有节奏，变化曲线不大，都说明胎儿发育是正常的。一般 1 小时胎动次数为 4 次或超过 4 次。如果 1 小时胎动次数少于 3 次，应再数 1 小时，如仍少于 3 次，就应该立即去医院检查。

【金手指】

① 胎动，是指胎儿在妈妈子宫内的主动性运动，如呼吸、张嘴、翻滚等。如果是受到妈妈咳嗽、呼吸等动作影响所产生的被动性运动，不算胎动。

② 两次胎动之间至少应间隔 30 秒以上，如果是连续动，只能算一次。

③ 一旦出现异常的胎动情况，如胎动突然减少；急促胎动后突然停止；胎动突然加剧，随后慢慢减少；没有胎动等情况，要立即就诊。坚持每天数胎动，有不良感觉时，马上去医院检查。

④ 胎动最频繁最明显的时候是在怀孕 20～35 周。孕晚期胎儿活动空间减少会使胎动次数有所下降，只要胎动数每小时不低于 3 次准妈妈就不必太紧张。

4. 乳头内陷的处理

【案例4】

尹女士是一位刚刚分娩不久的产妇。她的乳房涨得很厉害，宝宝却饿得哇哇大哭。原来是她的乳头内陷，宝宝无法有效吸吮，哺乳失败。新妈妈也很着急，怎么避免这种情况发生呢？

要点解析：

成年女性乳头凹陷入乳晕皮面之下，不凸出于乳晕平面，致局部呈火山口状时，称为乳头内陷。乳头内陷者在母乳喂养孩子的时候会遇到困难，孩子难以含住乳头吃奶。乳头内陷最好在妊娠前或妊娠早期矫正。

牵拉法矫正。轻度乳头内陷可以用手法牵拉矫正，也可以用器械牵引矫正。

① 手法牵拉：将乳头挤牵出皮面，拇指和食指于水平或垂直方向捏住乳头，向外持续或间断牵拉乳头，如图3-1所示，每次约30分钟，两侧乳头交替进行，每日3～5次。

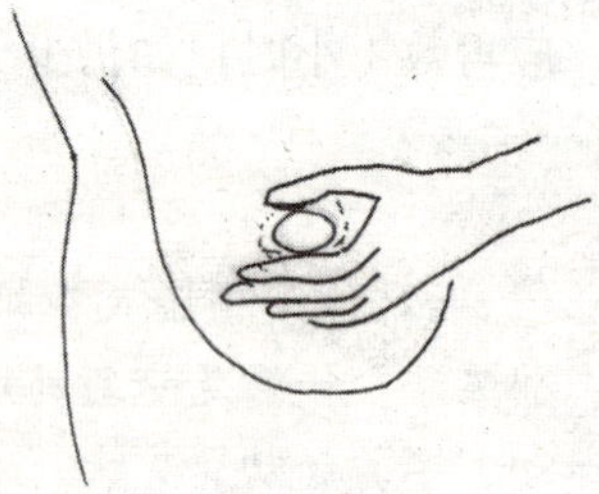

图3-1

② 器械牵引：用手动或电动吸奶器，将乳头吸出，持续或间断吸拉乳头，每次约30分钟，两侧乳头交替进行，每日3～5次。

以上两种矫正方法，一般两个月后，可收到较好的效果。

重度乳头内陷经牵拉法无法矫正，需要手术矫正。

【金手指】

为了防止生产后由于乳头内陷导致的哺乳失败，在孕期就应开始护理自己的乳房，为产后哺乳创造条件。

5. 孕期营养

【案例5】

小王家的孩子刚生下来就 4.8kg，看着这么白白胖胖的宝贝，全家都乐呵呵的。但是接下来的事却让小王全家手忙脚乱。天气稍变化，宝宝不是咳嗽就是发热，从出生就经常与药物、医生、医院打交道，小王全家累得苦不堪言。宝宝看着白白胖胖，但为什么经常生病呢？

体重过大的新生儿，看上去很壮实，实则抵抗力低下，究其原因，就是胎儿时期体重过大造成的。什么原因造成胎儿过重呢？孕妇患有糖尿病是个常见原因，那么如何预防妊娠糖尿病呢？

孕妇患有糖尿病，胎儿的血糖也会持续增高，从而导致胎儿长得大而肥胖。临床上称出生体重超过 4kg 的新生儿为巨大儿，巨大儿的危害：如果经阴分娩很容易造成难产；宝宝的抵抗力很低，出生后很容易发生低血糖、感染；将来还会遇到一些比正常儿更多的潜在麻烦，成年期的糖尿病、高血压、高血脂、性功能障碍等疾病的发生率也会增加。

要点解析：

（1）孕妇饮食要合理均衡。孕期妇女食欲较强，同时得到家人的特别关爱，容易营养过剩，引发妊娠期糖尿病。专家认为，孕妇应少食多餐，吃一些清淡和富有营养的食品，每周体重增长不应超过 500g。吃水果时一次不要吃得太多，尤其是葡萄、西瓜等含糖量较高的水果，一天控制在 200g 左右。

（2）适度体力活动。有的孕妇怕伤及胎儿而活动过少，其实力所能及的日常家务劳动，不仅可以维持营养吸收与消耗之间的平衡，而且减少了妊娠肥胖、妊娠糖尿病和巨大儿的发生。

（3）对糖尿病患者应积极治疗，妊娠期宜将血糖控制在正常范围。

【金手指】

家人都把孕妇当成重点保护对象。一旦怀孕，孕妇的食谱就离不开大鱼大肉、水果、甜食等。其活动量也大幅减少，结果很容易诱发妊娠期糖尿病。这对孕妇和宝宝都极为不利，所以孕期营养一定要合理均衡，并适当运动。

6. 产前检查

【案例6】

陈女士在医院确诊自己已经怀孕，医生让她定期来医院进行产前检查，陈女士觉得自己在单位每年都进行体检，身体很正常，还用得着再重复地做产前检查吗？产前检查又需要注意什么呢？

专家认为，一般的体检并不能代替产前检查。通过定期产前检查，可以了解胎儿发育和母体变化的情况。如有异常，应及早治疗。通过全面系统的观察，可以决定分娩时的处理方案，保证分娩的安全。

要点解析：

（1）产前检查开始时间：应从确诊早孕开始，检查产道及内外生殖器官有无畸形，了解基础血压，心肺情况，尿蛋白及尿糖情况。经上述检查无异常者于妊娠16周起进行产前系列检查。

（2）产前系列检查时间安排：一般妊娠16～28周期间每4周检查一次；妊娠28～36周开始两周检查一次，妊娠36周起每周检查一次，从第16～40周，共做产前检查9～12次。时间可以安排为第16、20、24、28、30、32、34、36、37、38、39、40周。

（3）凡属于高危妊娠的情况，应酌情增加产前检查次数。

（4）产前检查内容：在每一次产前检查时，医生都会询问您及胎儿的情况，并测量您的体重、血压、宫高、腹围，检查有无浮肿，检查胎位，听胎心，安排您进行血、尿化验，以及其他相关的检查和化验程序。在必要的时候，还会对您已有的或可能发生的并发症进行严密监控和治疗，并做B超或胎儿监护等辅助诊断。妊娠晚期医生测量骨盆，和您一起制订分娩计划。

（5）充分利用每次产前检查时间。大多数人都很期待自己每一次的产前检查，但过后又非常失望，总觉得每次都很快就结束了，没什么收获。其实一般情况下，产前检查过程较快表示您一切状况都很正常。如果您想了解更多，可以在每次产前检查之前，把想问的事情或关心的问题记在小本子上，产前检查时有准备地向医生提出来。由于时间所限，要挑最重要、亟待了解的问题问。

【金手指】

① B超不是做得越多越好，一般整个孕期3次左右比较合理，而且每次不能超过20分钟。遇到特殊的情况，如胎儿在子宫内发育不良等，则需遵医嘱每周甚至每天用B超检查一次。

② 在检查的当天，要注意进餐的时间。刚吃完饭时尿里容易出现糖分，这时做尿检易得出错误结论。如果要做血、尿检查，早上就不要吃饭，或饭后两小时再去查，以免影响检查结果。

③ 检查前应备纸和笔，以便把准备向医生提出的问题及医生提出的注意事项，认真记录下来。

7. 临产先兆的识别及处理

【案例7】

准妈妈红梅已经怀孕39周了。今天早上吃饭的时候突然感到腹部发紧，但很快就消失了。几分钟后又出现腹部紧张，还有点疼痛。红梅和婆婆说了这个情况，婆婆说可能是快生了。婆婆的判断正确么？怎样判断更加科学合理呢？

要点解析：

预产期已到的正常妊娠妇女，如出现下列三种征兆，即说明产妇即将临产。

（1）有规律的收缩。产程一旦开始，子宫便呈有规律的收缩。产妇所能感觉到的就是腹痛。初期子宫收缩持续时间短（约 30 秒），间隔时间较长（5～6 分钟）。随着产程的进展，子宫收缩强度增加，间歇时间变短，持续时间延长，至子宫口全部开放时，间歇时间逐渐缩短为 1～2 分钟，持续时间可达 1 分钟或以上。子宫收缩出现疼痛时，下腹部很硬。有的孕妇在这个阶段主要的感觉是有便意，想要大便。曾有报道有妇女将孩子生到了厕所里。因此快到预产期的孕妇感到有便意时，应该防备先兆临产情况。

（2）见红。见红是由于子宫收缩，子宫颈管逐渐扩张，子宫颈里的黏液与子宫颈管壁少量出血混合在一起形成的。这是子宫开始扩张开大的信号，是开始临产的可靠征象。

（3）破膜。因子宫收缩时子宫内压上升，使剥离的胎膜进入子宫颈口形成前羊水囊，当子宫内压升高到极度时，胎膜破裂，前羊水流出，称之“破膜”，俗称为“破水”。绝大多数孕妇是在子宫口全部张开前后破膜，少数产妇可在开始临产前破膜。所以，妊娠末期阴道若流出水样物质（羊水）时，就表示已经破膜。如果破膜发生较早，准妈妈还没有到医院，应注意不能自己处理，更不可以走着去医院。在去医院前准妈妈应马上垫上干净的脱脂棉，平卧，尽量抬高臀部。在去医院的路上始终保持臀部较高的体位。

【金手指】

有了临产先兆，产妇不必过度紧张，不要征兆还不明显就急着去医院。也不要等到肚子痛得不敢直腰或有坠胀感时才来医院，到那时可能就为时已晚了。临产时要保持镇静，精神放松，相信医生、护士的判断和处理，冷静地对待临产前出现的、从未有过的体验，切莫惊慌。

8. 分娩指导

【案例8】

张女士孕期 39 周了，晚上开始阵痛，要生了吗？该马上去医院还是在家等阵痛频繁再去医院，还需要注意什么问题？

现在的准妈妈们多数是头一次生宝宝，往往会心里七上八下，感到不安，并有这样那样的问题：如果事先知道会遇到哪些情况，那么在分娩的过程中，就会多一份镇定和轻松，这也正是产妇在分娩关键时刻最需要的。

要点解析：

（1）判断分娩是否开始。当流出的血或羊水增多的时候，就是该去医院的时候了，这时阵痛也开始变得有规律了。有一个黄金定律可以帮助准妈妈判断分娩是否开始了：这个定律是 4:1:1，具体地说：每 4 分钟有一次疼痛，每次疼痛持续 1 分钟，这样的阵痛节奏已经持续一个小时了。

（2）消除分娩恐惧感。准妈妈可以通过分娩准备阶段中的放松练习让自己平静下来。了解一些和分娩有关的细节，对克服恐惧很有帮助。

（3）分娩持续的时间。统计数据表明女性在分娩第一胎的时候平均花费大约 12 小时，第二胎平均需要 8.5 小时。但是这并不意味着女性在这 10 多个小时里要一直忍受没有间断的疼痛。每个人的情况也不尽相同。总的来说，在熟悉的环境中，在信赖的人的陪伴下分娩会更快一些。您对阵痛的敏感程度与分娩持续的时间关联不大，但是您可以坚信，一切忍受到宝宝第一声啼哭的时候就结束了。

（4）分娩时怎样避免难产。避免胎儿过大或胎位不正常、临产时保持充足精力和体力、孕期对分娩过程多做了解及分娩时与医生很好地配合，就可避免难产。

（5）分娩之后可闭目养神或打个盹儿，不要睡着了，因为要给宝宝喂第一次奶，医护人员还要做产后处理，顺产的产妇还要吃点东西。分娩后 2 小时左右，产妇应在分娩室休息，以便医生随时观察产妇的情况。

【金手指】

① 孕妇在临产前要消除顾虑，保持愉快轻松的精神状态。

② 妊娠末期不可粗心大意。要避免长途旅行和单独外出，以免突然临盆，措手不及。

③ 临产前，工作量、活动量都应适当减少，应该养精蓄锐，准备全力以赴地进入临产过程。

④ 家人多关心体贴。当产妇压力过大和情绪不稳定时，如果家人能给予足够的关心和体贴，可使产妇心情好转。

二、产后

1. 产后会阴切口的护理

【案例9】

刘女士顺产生下了一个健康的宝宝，可是分娩时进行了会阴侧切，她很想知道会阴伤口处该如何护理？

会阴切开虽然是辅助优生的一个重要手段，但也不可避免地在产妇会阴部人为地增添了一道伤口。由于会阴部前靠阴道后邻肛门，容易受病菌污染，阴道里也存在不少病原体；另外，产后排便以及恶露排出，也在一定程度上使伤口易受污染而出现险情。所以会阴切开术后一定要注意护理。

要点解析：

（1）躺卧时身体要向会阴伤口的对侧侧卧，使恶露尽量不浸湿伤口。

（2）保持外阴清洁，勤换会阴垫及内衣裤。每天（特别是大小便后）用外阴洗液冲洗外阴 1～2 次，直至伤口拆线。拆线后，如恶露仍没干净，须坚持每天用温开水洗外阴 1～2 次。

（3）保持大便顺畅，排便不要过于用力，防止排便时伤口裂开，必要时可使用通便剂。最好采用坐式便盆大便。若用蹲式，应避免蹲下的时间过长。

（4）产后 1 个月内，不要提举重物，也不要做任何耗费体力的家事和运动。

（5）避免性行为。产后 6 周内，应该避免性行为的发生。

（6）有条件的，可用红外线灯照射患处，促进伤口愈合。

【金手指】

如果伤口出现下面的几种情况，应该及时告诉医生：

① 血肿。缝合后 1～2 小时刀口部位出现严重疼痛肿胀，而且越来越重。

② 感染。产后 2～3 天，伤口局部出现发红、肿胀、发热、疼痛等症状，有时伴有硬结，挤压时可有脓性分泌物流出。

③ 拆线后伤口裂开。个别产妇在拆线后会发生伤口裂开，应立即去医院检查处理。

2. **产妇乳房的按摩**

【案例10】

陈女士很爱美，孩子生下后便拒绝哺乳，代之以人工喂养，目的是保持乳房的原有形态。哺育婴儿会使乳房下垂吗？产妇应当如何进行乳房保养呢？

哺育婴儿是母爱的体现，母乳喂养是育婴的最佳方式。凡是身体健康的产妇，都应以母乳喂养自己的孩子。请不必担心，只要方法得当，母乳喂养不仅不会导致乳房疼痛、皲裂，还会使乳房更加丰满、结实。

按摩步骤：

（1）一只手从乳房下面托住对侧乳房并轻轻地环形按摩乳房，顺时针方向和逆时针方向各做10下。换另侧做同样动作。

（2）一只手用食指和中指夹起对侧乳头，并顺势轻轻向外拉，注意不要拉到痛。左右各做10下。

（3）一只手用食指和中指贴紧胸部夹住对侧乳头，稍稍用力夹紧，做圆弧形旋转动作，再按乳房10下。两边交替进行。

（4）一手按住腋下部位，另一只手手掌托住一边乳房并轻轻向上推压10下。

（5）两手贴紧乳房四周由内而外打圈按摩。

（6）一只手从胸骨位置向对侧腋窝方向螺旋状按摩乳房一圈，两边交替进行，各10遍。

（7）一只手托住乳房，另一只手从下而上轻轻敲打乳房，不要打疼，10～20下，两边交替进行。

【金手指】

① 按摩时间。每次哺乳后，按摩10分钟，或每日按摩3次，每次10分钟。

② 哺乳时不要让孩子过度牵拉乳头。

③ 每日至少用温水洗浴乳房两次，这样不仅有利于乳房的清洁卫生，而且能增加悬韧带的弹性，从而防止乳房下垂。

④ 选戴松紧合适的乳罩。

⑤ 坚持做俯卧撑等扩胸运动，促使胸肌肉发达有力，增强对乳房的支撑作用。

3."月子"里的头发护理

【案例11】

如何应对产后脱发现象？一名年轻女子咨询道：我今年26岁，现在坐月子，有很明显的掉头发现象。每天都会有很多发丝掉落在衣服或床铺上，请问应该怎么办？

产后脱发大多属于生理现象，不必过分担心。

要点解析：

（1）放松心情。在孕期和哺乳期一定要保持心情舒畅，要认识到产后脱发是一个暂时的过程，自己要有信心，相信脱发会停止，而且会很快长出一如既往的秀发。避免精神紧张，因为紧张的情绪只能加重脱发的程度。

（2）注意平衡膳食，加强营养，不能挑食、偏食和忌口。多食新鲜蔬菜、水果、动物性蛋白质、海产品、豆类、蛋类等，以满足头发及身体对营养的需要。

（3）选用性质温和，适合自己的洗发用品，定期清洗头发。经常用木梳梳头，或者用手指有节奏地按摩、刺激头皮，可以促进头皮的血液循环，有利于头发的新陈代谢。

【金手指】

不要用电吹风吹干头发，因为那样做可使头发中所含的水分降低，令发丝变得粗糙、分叉。最好选择自然晾干，或使用吹风机时距离头发远一点，时间短一点。

4."月子"里洗澡的学问

【案例12】

欣欣妈妈产后第七天，医生说伤口愈合了，可以洗澡，但是家里老人千叮万嘱，产后坐月子的 30 天，绝对不可洗澡。坐月子的妈妈能洗澡吗？月子里洗澡有哪些注意事项呢？

要点解析：

（1）只要条件许可，产妇在月子里是可以洗澡的。产后的母亲在月子里由于要排出体内大量的水分而出很多汗，此外每天还要给孩子喂奶，有时奶水滋出流到皮肤上并弄脏衣服，不洗澡是很不卫生的。

（2）调节室温在 24℃左右，淋浴的水温以 40～45℃为宜，即使是夏天也不可用较凉的水冲澡。

（3）产妇应避免盆浴，每次洗澡的时间不宜过长，不超过 20 分钟。保持浴室空气流通，以免缺氧。

（4）进餐后 1 小时才能进行沐浴，不可空腹也不可刚吃完饭就洗澡。

（5）会阴部应每天清洁，用 1:5000 的高锰酸钾溶液冲洗两次，要勤换卫生护垫及内裤，大小便后要用温开水冲洗外阴部，顺序是：先清洗会阴部，然后清洗肛门。不要从后往前洗，以免将肛门的不洁之物带到会阴部，引起感染。

【金手指】

产后洗澡时应注意保暖，以防风、寒、暑、热乘虚而入。洗澡后，不要立刻把湿头发扎成辫子，不可立即睡觉，否则湿邪侵袭会导致头痛、颈痛。

5. 产妇营养

【案例13】

老何家的儿媳妇生了个胖娃娃，在儿媳妇坐月子应该怎么吃的问题上，两代人的观点起了冲突。老何按照传统，多吃炖母鸡，多鸡蛋、小米、红糖之类的，而儿媳妇拿出育儿书，要求照着书上说的来吃。到底该如何给产妇科学地增加营养呢？

传统观点为产妇的饮食生活规定了很多条条框框。在这些传统观点中，有些是有道理的，有些则属误区，应当纠正。

产后营养误区要点解析：

（1）传统观点认为产后多食母鸡能强身增乳。科学证明，多吃母鸡不但不能增乳，反而会出现回奶现象。其原因是：产后血液中激素浓度大大降低，这时催乳素就会发挥催乳作用，促进乳汁形成，而母鸡体中含大量的雌激素，因此产后大量食用母鸡会加大产妇体中雌激素的含量，致使催乳素功能减弱甚至消失，导致回奶。

（2）传统观点认为产后宜多吃红糖。传统中医认为，红糖性温，有益气、活血、化食的作用，因此长期以来一直被当做产后必不可少的补品。但近年来的研究表明，过量地食用红糖反而对身体不利，因为现在的妈妈多为初产妇，产后子宫收缩较好，恶露亦较正常。而红糖有活血作用，如食入较多，易引起阴道出血增加，造成不良后果。所以产后红糖不宜久食，食用 10 天左右即可。

（3）传统观点认为产后不宜食用蔬菜、水果。产妇由于生产时失血、生殖器损伤及产后哺乳等需要，应得到大量全面的营养，除了肉、蛋、鱼以外，蔬菜、水果也是不可缺少的。蔬菜水果可以补充肉、蛋类所缺乏的维生素 C 和纤维素，可以促进食欲，帮助消化及排便。食用时，只要注意避免食入过凉的蔬菜、水果，并清洗掉蔬菜、水果上残留的农药即可。

（4）传统观点认为鸡蛋吃得越多越好。事实上，鸡蛋的营养丰富，也容易消化，适合产妇食用，但并不是吃得越多就越好。有些产妇一天吃十几个鸡蛋，不但吸收不了，还会影响对其他食物的摄取。一般产后每天吃两三个鸡蛋就足够了。

（5）传统观点认为产妇不宜多吃盐，在产妇产后的头几天，饭菜内一点盐都不放。事实上，略吃些盐对产妇是有益处的。由于产后出汗较多，且乳腺分泌旺盛，产妇体内容易缺水和盐，因此应适量补充盐分。

【金手指】

① 产后不宜大补。和其他动物一样，人类在怀孕期间就已经为日后生产做好了准备。滋补过量的产妇易患肥胖症，不但自身容易生病，还可导致婴儿的肥胖或腹泻。无论是顺产还是剖腹产产妇，都应避免过早食用鸡汤、鲫鱼汤等油腻肉类汤和催乳食物，产后一周内饮食应清淡。鱼汤营养很好，但应将上层飘着的油去掉后再食用，并且避免汤过咸。

② 多食用羊肉、牛肉、海鱼、海虾、海参等高蛋白的食品及新鲜的蔬菜、水果，尽量不吃反季节的蔬菜、水果。

③ 禁食寒凉、辛辣的食物。进食生冷、寒凉的食物会引起产后腹痛、身痛等疾病。进食葱、姜、大蒜、辣椒等辛辣的食物，容易引起便秘、痔疮等，还可能通过乳汁影响婴儿的肠胃功能。

④ 不可自行乱补。一般来说，身体正常的产妇不需要药物进补。中药食疗方法很多，但要对症选择。如缺奶可用通草、王不留、猪蹄、桔梗等以通经下乳；产后腹痛、便秘可酌情在粥饭中加当归、桃仁、核桃仁等以活血化淤，润肠通便。

⑤ 介绍一种“茶”。将红枣洗净后放入铁锅炒到表皮发黑，放入瓶中待用，取炒过的红枣4～6粒，桂圆4～6粒，冲水泡茶。内火重的人，可以加枸杞子6～10粒。每天饮用此茶能起到补气血、调脾胃、治失眠、止虚汗的作用。

6. 产后如何加强锻炼

【案例14】

尚女士来信询问：我家宝宝将满4个月了，我比怀孕之前胖了近 40 斤，想恢复身材，应该怎样锻炼？

要点解析：

（1）产后体质虚弱，锻炼应循序渐进，先进行舒缓的运动，逐渐加大运动强度与运动量。

（2）产后一个月内，应以室内运动为主，其后可以逐渐延长户外运动的时间。

（3）室内健美操对于促进产妇产后体质恢复、各脏器恢复，尤其生殖系统恢复有明显的作用。产后 24 小时即可开始运动，每日两次，每次 10 分钟。

（4）先期可做一些不太费力的运动，以帮助腹肌和骨盆肌肉复原，大约两三周之后，就可以开始从事一些局部性的瘦身运动了。

（5）加强运动的针对性，多做提臀和收腹运动。臀腹部本来就是女性脂肪最容易堆积的地方，加上产后躺在床上的时间居多，臀腹部的肌肉越发容易松垮下垂。这时应该多做一些抬腿提臀的动作，辅以适量的仰卧起坐，有条件的话还可以经常在健身器上做做扭腰、收腹的动作。

【金手指】

产后要进行健美锻炼，且宜在产后早期进行。早期比中后期更有意义。产后早期是指在分娩后 2 周内。一般正常分娩的妇女均可进行锻炼。

7. 产褥操

【案例15】

赵女士生完孩子，丈夫为她买了产褥期康复体操光盘。家里老人却说坐月子只能坐、躺，不同意她做操。赵女士来信问，产后可以做产褥操吗？什么时间可以开始做？

产褥期锻炼对每位新妈妈来说，都至关重要，产褥期早做康复体操，可以促进腹壁及盆底肌肉张力的恢复，还可防治产后尿失禁、膀胱及直肠膨出、子宫脱垂等，对体形的恢复也有好处。产后 24 小时以后，得到医生以及助产护士的允许可以开始做产褥操。

要点解析：

（1）产后第 1 天。

深呼吸。在做操前后，做胸式或腹式深呼吸。

胸式呼吸。面朝上平躺，双手放在胸前，慢慢吸气，呼气，每次 10 遍，每日 2～3 次。

腹式呼吸。面朝上平躺，双手放在腹部，吸气至下腹部凸起；然后呼气。每次 10 遍，每日 2～3 次。

“踝部操”。左右双脚，相互交错前后运动，脚趾伸曲运动，脚腕左右交替转动。以上每项各做 10 遍，每日 2～3 次。

（2）产后第 2 天：

颈部运动。面朝上平躺，双腿并拢，双臂放于身体两侧，吸气的同时慢慢抬头，使下颌贴近胸部，然后呼气，同时慢慢将头放平，重复 10 次。每日 3 次。

（3）产后第 3 天。

胸部运动。面朝上平躺，双腿并拢，双臂放于身体两侧，慢慢吸气，扩大胸部；同时收紧下腹肌，背部紧压床面，保持一会儿后放松。重复 5～10 次。此项运动可以帮助胸部肌肉收缩，预防乳房下垂。

（4）产后第 5 天。

腿部运动。面向上平躺，双腿屈膝，足底紧贴床面。吸气的同时慢慢抬起一条腿，使大腿与床成直角，尽量伸直膝盖，然后呼气的同时将腿慢慢放下。两腿交替进行。每次 5 遍，每日 2 次。

（5）产后第 7 天。

双臂操。面朝上平躺，手掌向上，双臂平展开，与肩成一条直线。双臂向上抬举，在胸前正上方，两手掌合起，不能曲肘。每次10遍，每日3次。此项运动可以促进血液循环，解除肩膀疲劳。

加强提肛肌运动（缩肛运动）。仰卧，双腿屈曲，双膝分开，然后用力向内合拢，同时收缩、放松肛门。以上动作反复进行，每日2次，每次5～10分钟。

（6）产后半个月。

腹部肌肉收缩运动（仰卧起坐运动）。平躺，屈膝，两手掌交叉托住后脑勺，用腰及腹部力量坐起，再以手掌碰脚尖两下后，慢慢躺下，重复做5～10次，待体力增加时可增至20次。此法可增强腹肌力量，减少腹部赘肉。

臀部运动。平躺在床上，右膝屈起，使足部尽量贴近臀部，然后再伸直回原位，左右两腿交替进行，以此帮助臀部肌肉收缩。每日10次。

【金手指】

①产妇平时在床上随时都可做收缩肛门及憋尿的动作，每天30～50次，以促进盆底肌肉张力的恢复。

②平时躺卧时，应当平卧、侧卧、俯卧相交替，以防子宫后倾，如果身体情况允许，可在床上做仰卧起坐，以锻炼腹部肌肉张力。

8. 剖腹产产妇的保健

【案例16】

吕先生的妻子，剖腹产生下了宝宝。吕先生问剖腹产产妇如何保健？

剖腹产不同于阴道分娩，它是在小腹部做一条长10cm左右的切口，切开子宫，取出胎儿然后缝合。手术伤口很大，创面广，又和藏有细菌的阴道相连通，所以剖腹产是产科最大的手术，有很多并发症和后遗症。术后加强保健，对于顺利康复是很重要的。

要点解析：

（1）饮食方面。

① 剖腹产术前不宜滥用高级滋补品，如人参、鱿鱼等。因为参类具有强心、兴奋作用，鱿鱼体内含有丰富的有机酸物质——EPA，能抑制血小板凝集，不利于术后止血与创口愈合。

② 剖腹产术后6小时内禁止吃任何食物，尽量不要吞咽空气，以防腹胀。

③ 术后6小时后可进食一些排气类食物（如萝卜汤等），以增强肠蠕动，促进排气，减少腹胀，并使大小便通畅。也可以进食一些流质食物。当肛门排气后，饮食可由流质改为半流质，食物宜富有营养且易消化。然后依产妇体质，饮食再逐渐恢复到正常。

（2）睡眠方面。良好的睡眠可以帮助产妇恢复体力，有利于早泌乳。因此产妇应在术后尽量放松自己，好好睡一觉，把照顾孩子的任务先交给家人或护士。

（3）活动方面。术后宜早期活动，越早活动，身体恢复越快，而且可以防止肠粘连等并发症的发生。可以先在床上做些较小幅度的活动，如伸伸胳膊、耸耸肩、抬抬腿、翻翻身等。在医生拔除导尿管后就可以下床活动了。在导尿管拔除后3～4小时，产妇就应该及时排尿，倘若卧床解不出，即应起床去厕所。切不可因怕疼痛而不肯活动。活动时或咳嗽、呕吐时，可以用手压住伤口两侧，减轻刀口张力，从而减轻疼痛，并防止缝线断裂。

（4）观察恢复情况。

① 应观察阴道流血量，如远超过月经量，就要及时告诉医生。

② 产褥后期若产妇在家恶露明显增多，如月经样，就要立刻就医。因为剖腹产子宫有伤口，较易造成致死性大出血。

③ 即使出院回家，一周内也要每天下午测体温1次，便于及

早发现低热。不要等到高热再去就医，那时治疗不但麻烦且易转为慢性输卵管炎而继发不孕或异位妊娠。

④ 月经期间注意观察伤口处，如果有持续性胀痛或出现腹部肿块等情况，应早去医院就诊。

（5）理疗。剖腹产手术的刀口，最好每天用理疗仪器治疗 1～2 次。也可以在伤口愈合后，每天用热水袋热敷刀口处两次，坚持 1～2 月或更长的时间，这样能促进血液循环，有利于疏通经络，也可以预防妇科的疾病。

（6）性生活。性生活一般于产后 6 周，即恶露完全干净后，再过 3 天方可开始，初期宜用避孕套。产后 3 个月去原手术医院放置宫内节育器。

【金手指】

① 产后第一餐对产妇健康非常重要，流质食物如蒸蛋羹、糖水煮荷包蛋、冲蛋花汤、藕粉等是不错的选择。

② 常食用的半流质食物有肉松粥、馄饨、汤面、肉末汤、菜泥、蛋糕、小汤包子等。

三、婴幼儿期

1. 母乳喂养

【案例17】

阿美顺利“升级”成为新妈妈！欣喜之余，怎样开始母乳喂养却使她困惑。

当您在产房里第一次抱您的宝宝时，虽然这时成熟乳还没有开始形成，但您的乳房已经分泌出一种叫初乳的物质，它能够增强宝宝的免疫力，保护他不受感染。

如果您的宝宝找不到您的乳头或有吸吮困难，您也不用太担心。母乳喂养是一项需要耐心以及不断练习的技术。

要点解析：

（1）刚开始进行母乳喂养时，当宝宝含住您的乳头吮吸时，注意自己乳房的感觉。他的嘴应该是含住您乳头之下的大部分乳晕，您的乳头应该被含在他的口腔深处，如图 3-2 所示。如果宝宝的吮吸让您感到疼痛，您可以用您的小指塞入宝宝的牙床和您的乳头之间，中断他的吮吸，然后再试一次。一旦您的宝宝能正确地含住乳头吮吸，那么接下来的事，他自己就可以做得很好了。

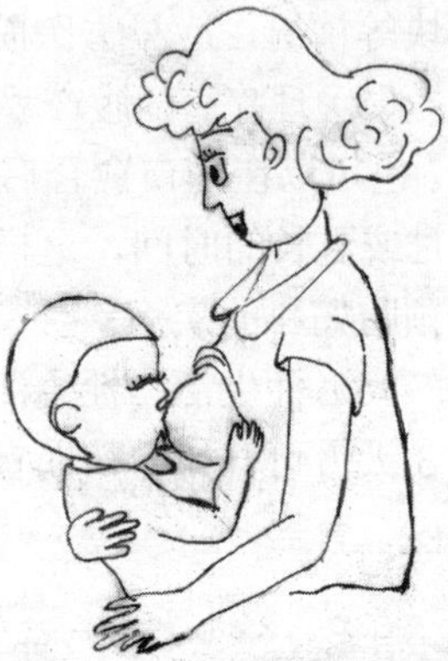

图 3-2

（2）掌握正确的授乳姿势和含住的技巧，是成功喂哺母乳的关键。正确的姿势让妈妈感觉舒适，正确的姿势让宝宝吃奶不费力。

让多数妈妈感觉舒服的授乳姿势是

① 在有扶手的椅子上坐稳，背靠椅背使自己处于舒适体位。将孩子抱在怀里，用前臂和手掌托着孩子的身体和头部。喂右侧时用左手托，喂左侧时用右手托。放在乳房下的手呈 U 形，不要弯腰，也不要探身，而是让孩子贴近您的乳房，如图 3-3 所示。这是早期喂奶的理想方式。

② 与第一种类似，但喂右侧时用右手托，喂左侧时用左手托，如图 3-4 所示。

③ 如果您是剖腹产，或者乳房较大，这种方式比较合适：将孩子抱在身体一侧，让孩子的头枕着您的肘弯，用前臂和手掌托住孩子的身体，让他面对乳房，如图 3-5 所示。注意一定要保证您的舒适，可以在腿上放个垫子支撑您的手臂。

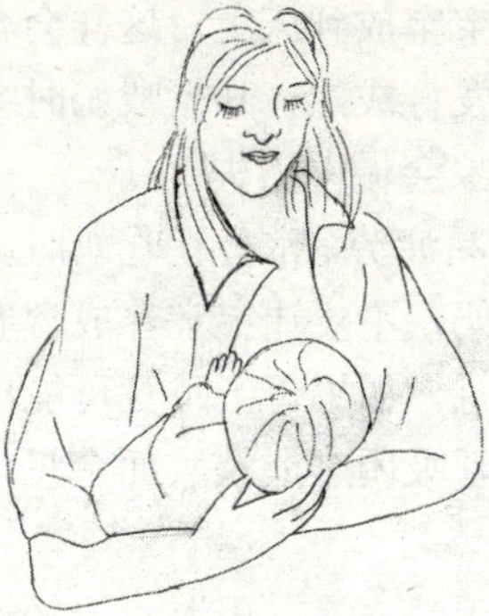

图 3-3

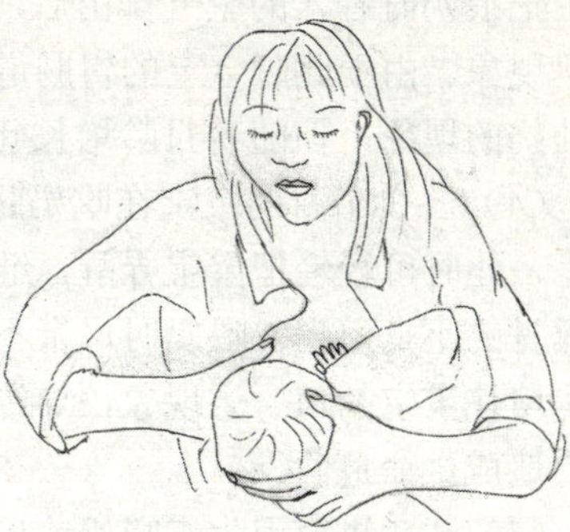

图 3-4

④ 疲倦时可躺着喂奶。身体侧卧，让孩子面对乳房，孩子不要枕枕头，用一只手揽着孩子的身体，另一只手将奶头送到孩子嘴里。注意躺卧的时候，找到合适的姿势，使乳头的高度正好和宝宝的小嘴的位置一致，可以用枕头、被子之类在后背支撑，这样喂奶的时候一点都不会累，如图 3-6 所示。这种方式适合于早期喂奶，也适合剖腹产的母亲。

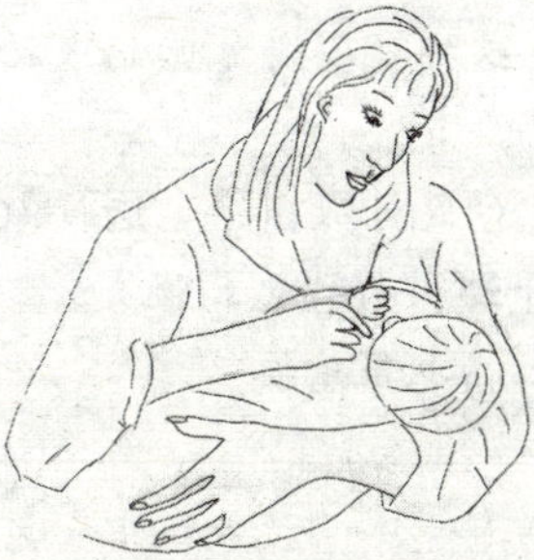

图 3-5

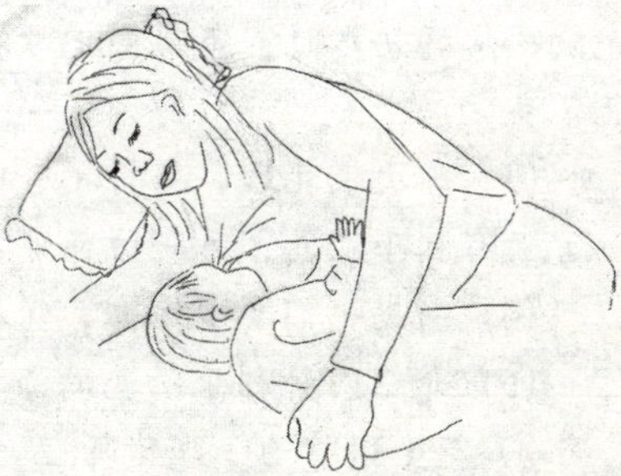

图 3-6

（3）在每次喂奶结束后，妈妈应抱起宝宝，把宝宝的头靠在自己的肩上，轻轻拍打宝宝的背部，约 5 分钟让宝宝打几个嗝，直到宝宝把喂奶时吞入的空气排出后，再将宝宝放到床上。这样会减少吐奶现象。由于此时宝宝的胃肠道尚未发育成熟，开始喂奶时会出现吐奶的现象，但随着月龄增长吐奶现象会慢慢消失。

（4）0～3 个月的宝宝在吃奶时很容易疲劳，常会在吃奶时就睡着了，此时可轻轻把宝宝弄醒，继续喂奶，不要让宝宝养成含着乳头睡觉的不良习惯。喂奶时母亲不能睡觉，如果母亲睡觉可能出现乳房堵住宝宝的口、鼻现象，导致宝宝呼吸困难或缺氧而窒息，甚至易造成生命危险。

（5）注意讲究卫生，喂奶前后应将手洗干净，用温水轻轻擦洗乳头。在每次喂奶前还要给宝宝换好尿布。为了保持两侧乳房都有排空的机会，可先喂一侧乳房，吸空后再喂另一侧。

【金手指】

（1）争取产后半小时内就要给宝宝进行第一次哺乳，哺乳越早越频繁，就越有利于乳汁的分泌。所以，即使没有乳汁，新妈妈也要让宝宝经常吮吸。

（2）生产前准备好吸奶器，如果您的宝宝刚出生由于各种原因无法吃您的奶水时，您需要把母乳挤出来，这样可以避免回奶或泌乳不良。

（3）每次喂乳后，要将乳房中没有吃完的乳汁吸出来，这样做一方面有利于泌乳，另一方面可以预防乳汁淤积而引起乳腺炎。

（4）新妈妈们要多休息，保持愉快的心情也很重要。

（5）介绍两种利于泌乳的汤羹。

① 花生猪蹄汤。取猪蹄 2 个，去甲去毛洗净，放入锅中，再放入花生 150g，加水适量，小火炖熟，然后加适量食盐、味精调味后食用。

② 黄芪炖鸡汤。取母鸡 1 只，洗净，先用沸水煮一下再捞出来，冲凉，切成块，将鸡块和黄芪 50g，放入锅中，加入清水、

葱段、生姜，也可加入红枣，小火炖1小时，加适量盐、米酒即可食用。

2. 人工喂养

【案例18】

小丽生下自己的宝宝后，由于患病，医生说不能母乳喂养，只能改为人工喂养。那么新妈妈们如何做好人工喂养呢？人工喂养要注意哪些事项呢？至今为止，世界上还没有一种代乳品能和母乳相比，因此只有在母亲患病不能哺乳或母亲没有乳汁分泌等万不得已的情况下才选择人工喂养。

人工喂养首先是对乳品和代乳品的选择，可根据当地的习惯和条件选用，新鲜牛奶是最好的代乳品，喂牛奶的婴儿要适当喂些水，否则婴儿易大便发干，出现便秘。

婴儿奶粉是在牛奶的基础上经过加工，加入了婴儿必需的维生素和钙、铁等矿物质，以达到或接近母乳的程度，且不同月龄的婴儿奶粉会有不同的配方，一般较适合婴儿的喂养。在喂养时，只要加水冲开并稀释即可，无需煮沸，比较方便，可根据情况适当选用。

要点解析：

（1）最好选用大口玻璃奶瓶，易于清洗，便于煮沸消毒；奶嘴要比较柔软而孔径小，新奶嘴可先煮沸几次使之变软。奶嘴需要多准备几个。可用消毒锅也可放在大锅内煮沸消毒，奶嘴要等水烧开后再放入，无论奶瓶、奶嘴、盆、杯和小勺等用具都应置于水面下煮沸5分钟。

冲奶粉步骤：

① 洗手，如图3-7所示。

② 洗刷奶具，如图3-8所示，用开水洗刷，必要时消毒。

③ 备水，如图3-9所示，饮用水煮沸后，自然凉至40℃。根

据奶粉说明书上注明的比例将所需要量的温开水倒入奶瓶中。

④ 加奶粉，如图 3-10 所示，打开奶粉袋（罐），用罐内的专用量匙量取正确数量的奶粉，倒入奶瓶中，用消毒好的筷子搅拌至完全溶解。

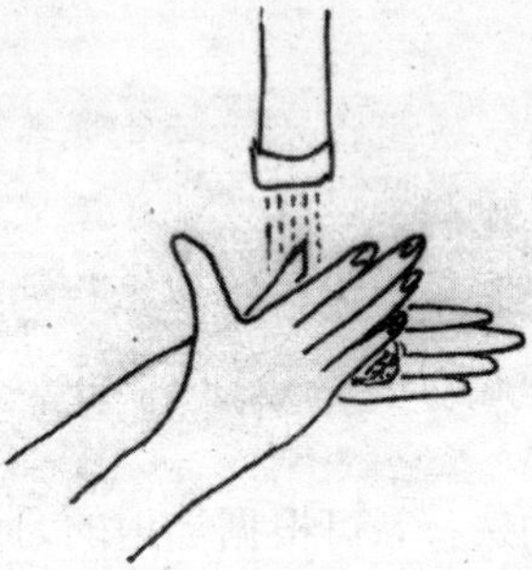

图 3-7

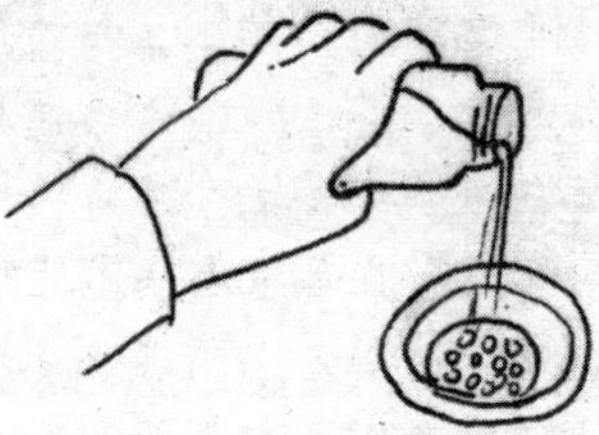

图 3-8

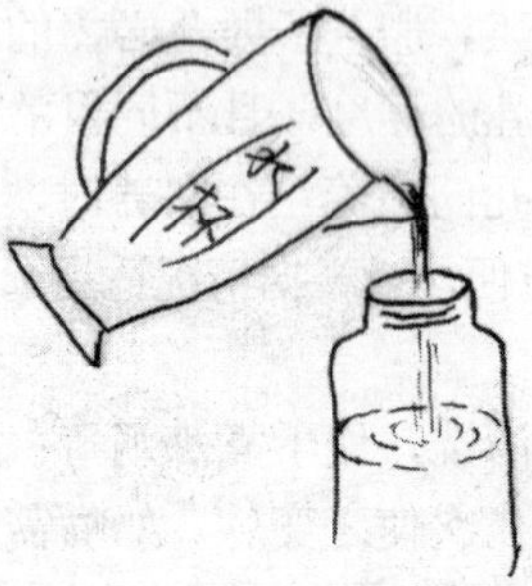

图 3-9

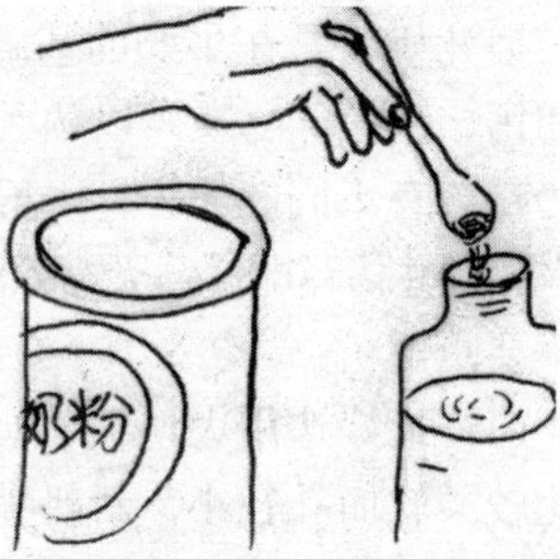

图 3-10

（2）喂奶前，先将奶瓶倒置使乳汁滴于喂奶者手臂内侧皮肤或手背上测试奶温是否合适，一般以不烫手为合适。

（3）喂奶时婴儿半卧位于母亲怀中，头端抬高，不可让婴儿平躺吸奶，以免小儿呛咳或吸入过多空气。奶瓶前端充满乳汁，奶嘴内不可有空气。喂完后拍背几分钟，排出空气以防止吐奶。

（4）每次喂奶时间以 20 分钟为宜，不应超过 30 分钟。

【金手指】

人工喂养比母乳喂养在操作上环节多一些，以下问题需要注意：

① 喂奶的量和时间：宝宝吃奶的量和时间不必过于拘泥，一般在奶粉包装上会有相应说明。

② 奶粉的浓度：不能过浓，也不能过稀。

③ 适量补充水：人工喂养的宝宝须在两顿奶之间补充适量的水。

④ 人工喂养必须树立消毒观念，防止食具污染。

3. 辅助食品的添加

【案例19】

可爱的小宝宝朵朵，5 个月了，头已经直立很好，而且基本上能在妈妈的大腿上坐直了，看见妈妈吃饭，手舞足蹈就想抢东西吃。朵朵妈妈问该不该给朵朵添加辅食呢？添加辅食需要注意什么问题呢？

要点解析：

（1）宝宝在 4～6 个月的时候，唾液分泌和胃肠道消化酶的分泌明显多了，消化能力比以前强，胃容量也日渐增大，有能力消化吸收奶以外的其他食品。当每日奶量达 1000mL 及每次量达 200mL 以上时，即宜添加辅助食品，以保证婴儿的生长。

（2）辅助食品既能补充营养不足，又是断奶的过渡。辅助食品应含有各种重要营养素，并应适合婴儿的消化能力，最初宜选择糊状，不含纤维素的，如奶糕、菜麦糊、豆腐、鱼松、蛋黄等。

（3）添加辅助食品应循序渐进，每次添加一种，从小量开始，宝宝适应后再逐渐加量，进而添加第二种，第三种……。

（4）辅助食品的种类。宝宝长到 1～3 个月时，可添加菜汤、水果汁、鱼肝油等；4～6个月时可添加米糊、奶糕、稀粥、蛋黄、鱼泥、菜泥等，锻炼小儿从吃流质食物过渡到吃半流质食物；7～9个月时可添加烂粥、面条、碎菜、蛋、肝泥、肉末、豆腐、饼干、熟土豆、馒头片等；10～12个月即可吃软饭、挂面、水饺、碎肉等食品，直至断奶。

【金手指】

给宝宝添加辅助食品的五项注意：

① 添加辅食应与宝宝月龄相适应。

② 从一种开始逐渐过渡到多种。由稀到稠，由少到多。

③ 一遇宝宝不适应马上停止添加。

④ 添加的辅食要鲜嫩、卫生、口味好。培养宝宝进食的愉快心理。

⑤ 不可让辅助食品过快地替代乳类。如果想给宝宝断奶，断奶之前最好每天先从少到多喂宝宝牛奶或奶粉，让宝宝适应牛奶或奶粉的味道，以便在断奶之后，继续喝牛奶或奶粉，保证营养。

4. **新生儿沐浴**

【案例20】

产科住院部过道上，初为人母的小梅和丈夫认真看着墙壁上怎样给宝宝洗澡的宣传画，边看边和丈夫讨论出院回家后怎么给宝宝洗澡，那么给刚出生的新生儿洗澡时应该注意哪些细节？如何操作呢？

要点解析：

（1）环境准备。关闭门窗，室温调节至24～26℃。

（2）用物准备。宝宝浴盆、温度计、毛巾、浴巾、清洁的宝宝衣裤、宝宝专用洗发水和沐浴露。

（3）备洗澡水。先倒冷水，后倒热水，调节水温至37～38℃。

给新生儿或3～6个月以下的婴儿洗澡，澡盆里的水宜放5～7cm高，而再大一点的婴儿，洗澡水可以至宝宝坐下时齐腰的高度。

（4）孩子的准备。洗澡前，要亲切地注视着宝宝的眼睛，告诉他要给他洗澡了。每次洗澡前都这样告诉宝宝，经过反复强化，宝宝会知道这是洗澡前的信号，会容易接受洗澡。

（5）洗澡的步骤。

① 洗头面部。让宝宝仰卧在大人左手臂上，大人左前臂托住宝宝腰臀部，用肘部和腰部夹住孩子的下肢。大人用左手掌托住宝宝的头部，并用左拇指、中指从耳后向前压住耳郭，以盖住耳孔，防止洗澡水流入耳内。先洗面部，用专用小毛巾沾湿，从眼角内侧向外侧轻拭双眼、嘴鼻、脸及耳后；再洗头部，以少许洗发水洗头部，然后用清水冲洗干净，用毛巾擦干脸和头部，如图3-11所示。

② 洗上身。同样的姿势可以给宝宝洗上半身，先用少量水淋在宝宝身上，让他先适应水温，然后按顺序洗宝宝颈部、上肢、前胸、腹部、后背，洗完及时擦干。

③ 洗下半身。更换姿势，大人的手掌托住宝宝的臀部和腿部，前臂托住宝宝的头和上半身，使宝宝的头枕着大人的肘部，然后清洗下肢、外阴、臀部等处，尤其注意皮肤皱褶处要洗净，如图3-12所示。

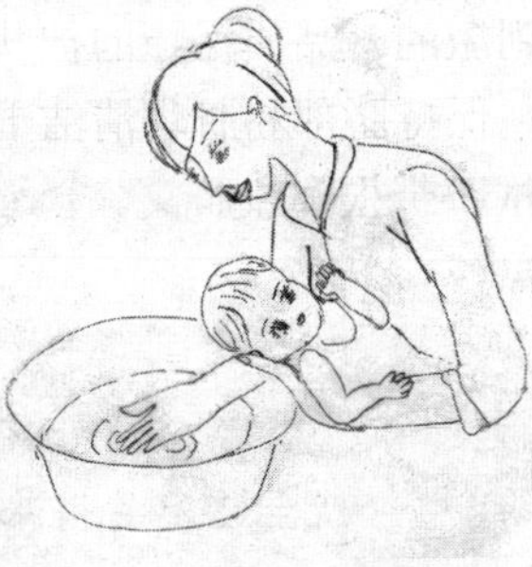

图3-11

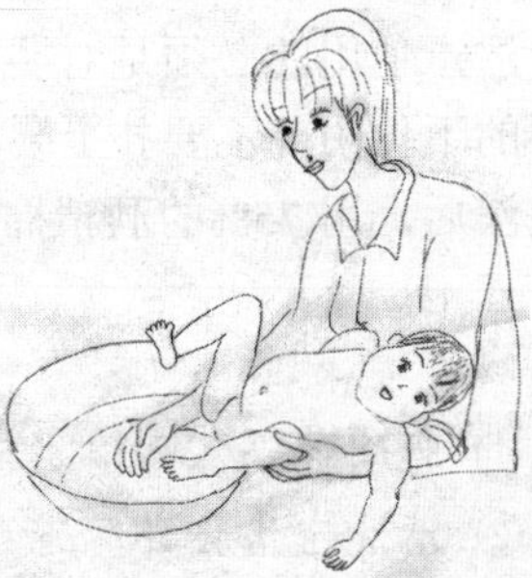

图3-12

④ 清洗宝宝身体时，也可以将宝宝稳妥置于浴盆中进行。或者有条件的可以备婴儿沐浴用网兜，如图 3-13 所示。

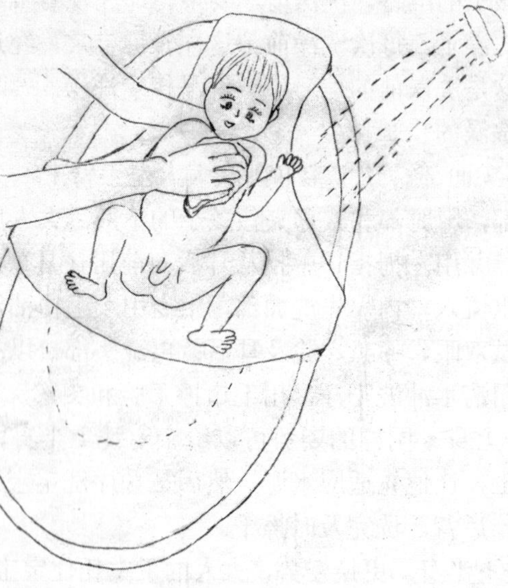

图 3-13

⑤ 清洗后将宝宝用大毛巾包好，轻轻擦干，注意保暖，在颈部、腋窝和大腿根部等皮肤皱褶处涂上润肤液，夏天扑上婴儿爽身粉，注意使用的必须是对婴儿皮肤无刺激的有品质保障的护肤品。女婴的下体阴部不要扑上婴儿爽身粉。保持脐部和脐带清洁干燥。洗完澡后，用 75%的酒精棉签轻轻擦拭脐带根部或脐窝。

【金手指】

① 时间最好不要超过 5 分钟，避免感冒。

② 清洗宝宝脸部时避免水珠进入眼中。新生儿不要用沐浴露和肥皂（即使是婴儿专用产品，也会有轻微的刺激）；用香皂和洗

发香波时，尽量要少用一些，以防宝宝的皮肤变得更干燥。有湿疹的宝宝更要注意。过多泡沫还有导致宝宝尿道感染的可能。

③ 洗澡后按摩宝宝身体。

④ 只要条件许可，健康的新生儿从出生后第二天起就可以每日洗一次澡，不必每天洗头。

⑤ 洗澡过程中，家长要保持和宝宝的目光交流，使宝宝安心。

5. 新生儿抚触

【案例21】

产科专家建议刚生完宝宝的小杨每天给宝宝进行抚触。抚触就是帮助宝宝锻炼身体，增强宝宝的抵抗力，使宝宝健康成长。小杨非常感兴趣，想学学怎样做。

婴儿抚触源于英语 Touch，在发达国家婴儿抚触概念已被广泛接受。1998 年婴儿抚触首次引入我国，即受到社会各阶的广泛重视。婴儿抚触是通过大人用双手对婴儿身体进行轻柔爱抚与温和按摩，被认为是对婴儿健康最有益处、最自然的一种医疗技术。

要点解析：

（1）技术准备。婴儿抚触共分为头、胸腹、背部和四肢四大部分。抚触者可以牢记“眉头下巴额两边，宝宝微笑到永远；胸部交叉又循环，腹部顺势轻柔按；捏挤搓滚小胖手，摸摸掌心提指尖；背上分分又合合，妈妈爸爸爱宝宝”的口诀。

（2）用物准备。婴儿抚触的物资准备很简单，家长只需准备一块干净柔软的棉垫，给宝宝穿上舒适透气的小衣服，抚触者洗净双手，再加涂婴儿按摩油就可以了。

（3）环境准备。关闭门窗，室温调节至 24～26℃。选择比较安静、光线不太刺眼的地方。

（4）心理准备。这一步很关键。抚触者在抚触过程中要面带微笑，向宝宝传达自己的爱意，才能起到最好的效果。并且抚触还要做到“每天坚持十五分钟”，如果“三天打鱼，两天晒网”，意义就不大了。

（5）抚触步骤：

第一节　脸部　在手掌中倒适量婴儿按摩油，将手搓热，从婴儿前额中心处开始，用双手拇指轻轻往外推压，划出一个微笑状。然后依次是眉头、眼窝、人中、下巴，同样用双手拇指往外上方推压，划出一个微笑状，如图 3-14 所示。婴儿抚触脸部这个动作，可以舒缓脸部因吸吮、啼哭及长牙所造成的紧绷。做 6 个节拍。

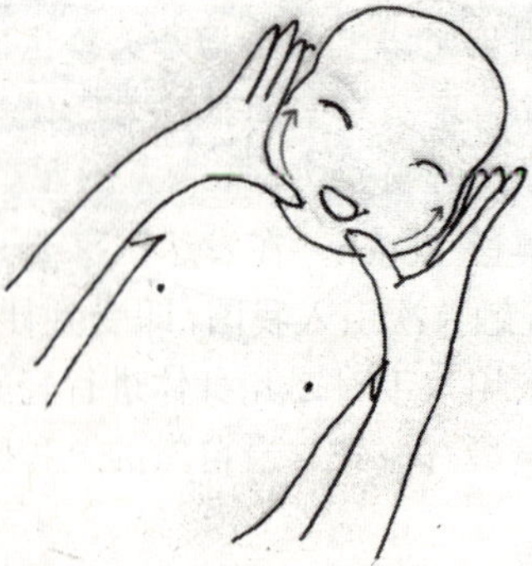

图 3-14

第二节　胸部　双手放在宝宝的两侧肋部，右手向上滑向宝宝左肩，如图 3-15 所示，复原；换左手，方法同前，如图 3-16 所示。婴儿抚触胸部动作可以顺畅呼吸循环。做 6 个节拍。

第三节　腹部　在宝宝腹部以顺时针方向按摩，如图 3-17 所示。这个动作可以加强婴儿的排泄功能，有助于排气舒解便秘，按摩动作要在婴儿下腹结束，这是排泄器官所在部位，婴儿抚触腹部动作的目的是把排泄物推向结肠。注意：在脐痂未脱落前不要进行这个按摩动作。做 6 个节拍。

第四节　手臂　双手先捏住宝宝的一只胳膊，从上臂到手腕轻轻挤捏，再按摩小手掌和每个小手指，如图 3-18 所示。然后换手，方法同前。婴儿抚触手臂动作，可以增强手臂和手的灵活反应，增加运动协调功能。做 6 个节拍。

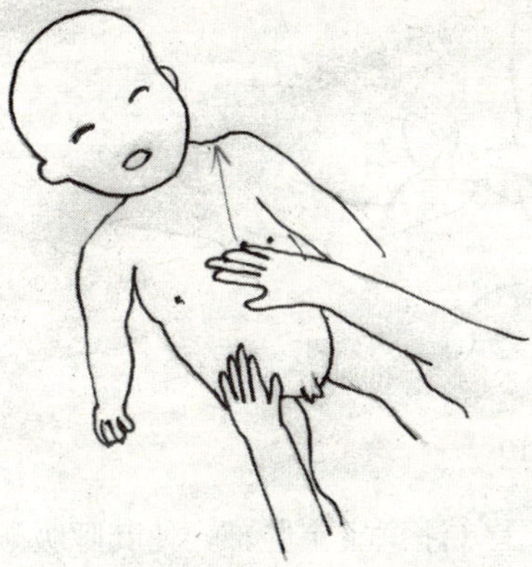

图 3-15

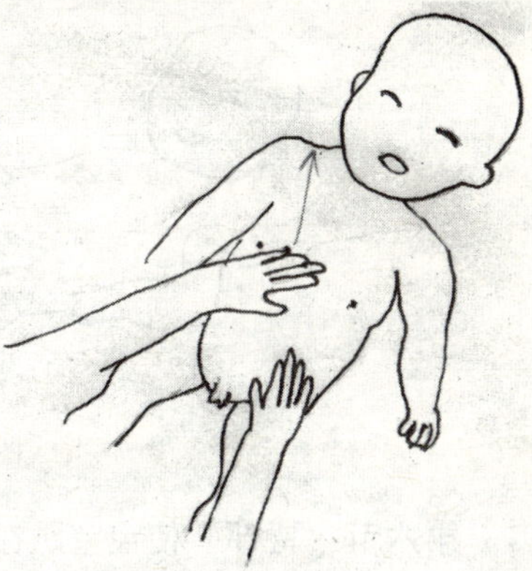

图 3-16

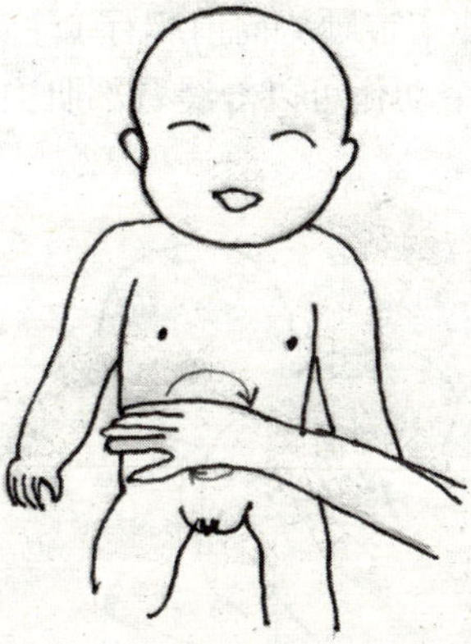

图 3-17

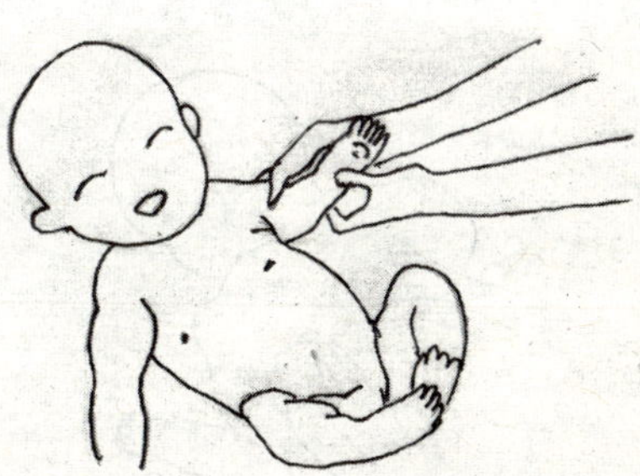

图 3-18

第五节　腿部　从宝宝的大腿开始轻轻挤捏至膝、小腿，然后按摩脚踝、小脚及脚趾，如图 3-19 所示。婴儿抚触腿部动作目的是增强腿和脚的灵活反应，增加运动协调功能。做 6 个节拍。

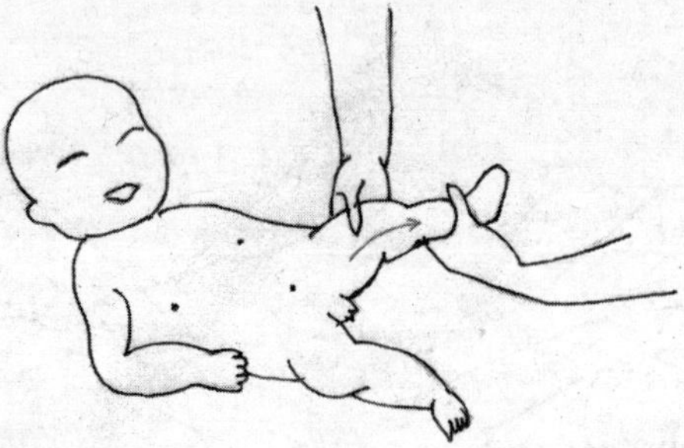

图 3-19

第六节　背部　使宝宝趴在床上（注意宝宝脸部，使其呼吸顺畅），双手轮流从宝宝头部开始沿颈部顺着脊柱向下按摩，如图 3-20 所示，再用双手指轻轻从脊柱向两侧按摩，如图 3-21 所示。动作结束后，还可将手轻轻抵住宝宝的小脚，使宝宝顺势向前爬行（注意：新生儿做 1～2 个爬行动作即可）。这个动作可以舒缓背部肌肉。做 6 个节拍。

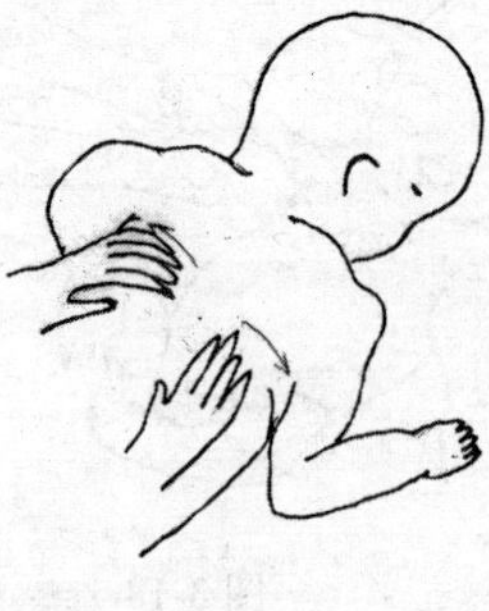

图 3-20

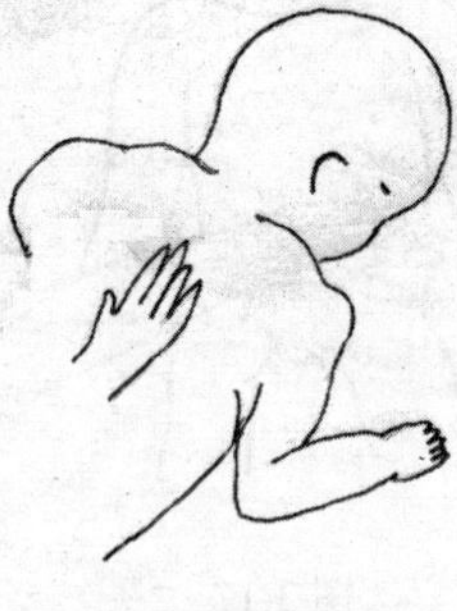

图 3-21

【金手指】

①抚触时间选择在两次喂奶之间，并且宝宝的情绪稳定，没有哭闹和身体不适的时候。

②抚触过程中要密切观察婴儿反应，若出现哭闹、肌张力提高、肤色发生变化等情况应暂停。

③抚触时要和宝宝多做交流。

6. 胎痂的处理

【案例22】

佳佳的头顶囟门部位，有一层厚厚的褐色硬痂，医生说是“胎痂”。由于佳佳出生时头皮上过厚的胎脂没有洗净，加上出生后头皮每天分泌的皮脂，和泥土、灰尘等混在一起，就一天天堆积加厚。胎痂紧贴在头皮上，不利于头发生长，既不卫生也不美观。该怎么办呢?

要点解析：

①处理这层厚痂时，不可硬剥，以免弄伤宝宝皮肤引起感染。

②可以用花生油或麻油、甘油、石蜡油等油脂类浸泡，等到干痂皮松软后，再用肥皂、温水洗净，一次洗不干净时，可反复清洗，直到洗净为止。

【金手指】

胎痂去掉后，要用温水将婴儿头皮洗净，然后用毛巾盖住婴儿头部至头发干透，以免受凉。

7. 为婴幼儿理发

【案例23】

夏天到了，天气炎热。小王为了防止宝宝头部出现痱子，计划给8个月的宝宝理一次发。但带宝宝去理发店不是很方便，宝宝外出很容易睡着，并且考虑到宝宝对家中的环境熟悉，比较容易配合，就想安排宝宝在家中理发。可是，怎样才能安全地给宝宝理发呢？

操作要点：

（1）用香皂和清水彻底清洁操作者手指，保证手部清洁卫生。

（2）选择安全可靠的婴幼儿理发工具，不可有外露的刀刃，用酒精棉球进行消毒。

（3）一人抱住孩子，不断与孩子进行交流，鼓励孩子，分散孩子的注意力；另一人理发，并随时注意孩子的表情，如果孩子不高兴，想要哭闹，需要立刻停止操作。

（4）操作者两只手要相互配合，一手持电动推子，另一只手扶住孩子头部，防止孩子乱动。当然，动作要轻柔，不可用力过大，不可和孩子较劲，要顺着孩子的动作，防止弄痛孩子。

（5）先理前额再理后脑勺，由两边往中间理。理前额时，用婴儿最舒服的姿势——仰面斜躺在大人的怀里；理后脑勺时，让婴儿趴在大人的小臂上，抱稳。先把大块的头发理掉，放在事先准备好的纸巾中保存。短的头发要一点一点慢慢地、小心地贴近头皮理。对于发丝较硬的宝宝，推子要离宝宝的头皮近一些；对于发丝较软的宝宝，推子要离头皮相对远一些。总之，不能划到宝宝的头皮。

（6）理发后用极软的毛刷将理下的碎头发扫掉，防止宝宝抓挠。

（7）理发后要洗发，清理干净头皮和碎发。此时洗发特别需要注意，不能把头发弄到宝宝眼睛中，最好仰面洗头。

【金手指】

① 给宝宝理发一定要干发理，理好之后再洗发，因为婴儿胎发本来就很软，如果洗完头发之后理，头发会更软，增加理发难度。

② 不建议给宝宝理光头，因为宝宝的头骨和神经系统还没有完全长好，近距离接触宝宝的头皮，往往有可能损伤头骨和神经系统。

③ 如果宝宝头部已经出现痱子，在给宝宝理好发、洗干净之后，要擦上痱子粉，还要勤洗头，保持清洁。如果宝宝头上有头垢，最好要先用婴儿油涂在头部 24 小时，头垢软化后，用婴儿洗发露清除头垢，然后再理发。如果宝宝头部长了湿疹，更应该及时理发，并且要特别注意推子离头皮应远一些，防止刺激湿疹。

8. 脐带的护理

【案例24】

胡丽顺产生下宝宝，当天就出院了，宝宝的脐带还没有脱落。胡丽好朋友的小孩小时候曾经因为脐带感染而住院，她见过她好朋友痛苦得天天哭泣。因此胡丽很担心自己的宝宝。应该怎样护理宝宝的脐带呢？

要点解析：

（1）一般在孩子出生后 24 小时，就应将包扎的纱布打开，不再包扎。

（2）保持肚脐清洁干燥，洗澡时不可弄湿脐部和脐带残端。

（3）不要让纸尿裤或衣服摩擦脐带残端。尿布或纸尿裤上端不要盖住脐部，以防尿液弄湿脐部。

（4）每日 1～2 次处理脐带，先洗干净双手，然后捏住脐带，轻轻提起，用 75%的消毒酒精棉棒，围绕脐带的根部进行消毒，如

图 3-22 所示，将分泌物及血迹全部擦掉。

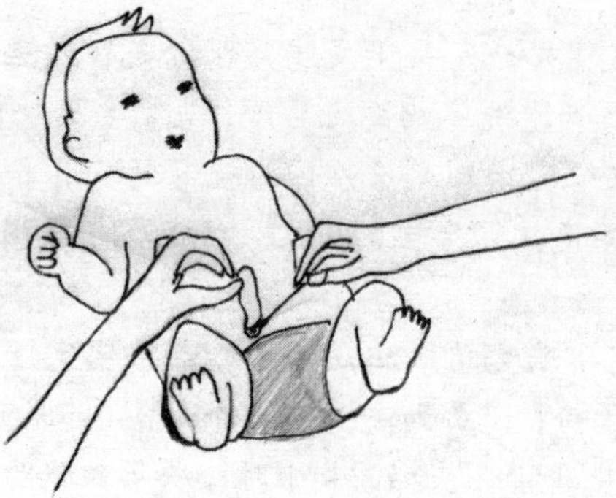

图 3-22

（5）如果肚脐和周围皮肤变得很红，而且用手摸起来感觉皮肤发热，那很可能是肚脐出现了感染，要及时带宝宝去看医生。

（6）脐带脱落后，要保持脐窝清洁干燥。如果肚脐有少量分泌物，可用 75%的消毒酒精棉棒擦拭，脐窝内没有分泌物后就不必擦了。如果脐窝的分泌物为脓性，周围皮肤有红、肿、热时，这常常提示脐部有感染，应立即去医院请医生诊治。

（7）脐带刚脱落的几天内，创口还没有完全愈合，不要用爽身粉刺激脐窝。

【金手指】

① 正常情况下脐带会在婴儿出生后 3～7 天脱落。

② 父母在护理新生儿脐部时需要特别注意脐疝，它是儿童常见病。随着年龄的增长，疝环口也会逐渐缩小，一般在 2 岁以内自然闭合。因此只要没有腹痛、呕吐（肠子被环口夹住）或局部感染，一般不需特殊处理。必要的时候用腹带约束，一定要有专业医务人员指导，避免捆扎过紧伤害到孩子，或过松起不到作用。

9. 更换尿布的方法

【案例25】

小林的妻子和宝宝出院回家了。在给宝宝更换尿布的时候，宝宝有时会出现烦躁不安或哭闹不止。小林夫妇问如何正确更换尿布呢？

要点解析：

（1）在给婴儿喂奶前后都应检查尿布湿了没有，妈妈用手指从婴儿大腿根部伸入摸摸就知道了。

（2）在给婴儿换尿布前，先要在婴儿下身铺一块大的换尿布垫，防止在换尿布期间婴儿突然撒尿或拉屎，把床单弄脏，并一手将婴儿屁股轻轻托起，一手撤出尿湿的尿布。

（3）把尿布外罩打开，如是男孩，应把尿布多叠几层放在会阴前面；如是女孩，可在屁股下面多叠几层尿布，以增加特殊部位的吸湿性。

（4）如使用薄尿布，可垫上尿布衬垫以增加吸湿性。

（5）把尿布前片折到婴儿肚子上，尿布的长度不要超过肚脐，再折上尿布兜粘好粘扣。

（6）给婴儿擦屁股要男女有别。男孩小鸡鸡的后面，阴囊的皱褶和大腿根部不好擦；女孩要从前向后擦，以防粪便细菌侵入尿道引起感染。女孩应注意擦净大腿根部；擦外阴，轻轻把大阴唇分开，手指包上湿毛巾轻轻擦里边的污物。

（7）检查调整腰部的粘扣是否合身，松紧以妈妈的两个手指能放进去为宜。再检查大腿根部尿布是否露出，松紧是否合适，太松会造成尿液侧漏。

【金手指】

① 新生儿每次撒尿或大小便后，应立即换上干净的尿布，不要尿两次更换一次尿布。

② 新生儿使用尿布，每天换10次左右。如使用纸尿裤，一天可换5次左右。随婴儿尿量的增大、排尿次数减少，更换次数也可减少。

Part

4

第四部分 急救护理技术

一、急救的意义

【案例1】

一辆客车与一辆农用三轮车相撞，客车侧翻在路边的水田里。车身严重变形，所有乘客均被困在车内。部分乘客伤势很重，血流不止，生命危在旦夕。赶来的村民们见状一边拨打急救电话，一边想方设法稳定车内乘客们的情绪。村民们有的递水进去，有的脱下衣服并撕成条，为伤势重的乘客进行简单的冲洗和包扎。医务人员赶到后，迅速撬开车门，救出乘客。因现场急救及时得当，无人死亡。

生命对于每个人只有一次，同样的灾难发生在不同人的身上，为什么有的人死亡了，而有的人活了下来？疾病和灾难随时随地都有可能发生，如何才能保护我们的生命呢？答案就是学会自救和互救，正确和果断地处理突发事件，减少因无知而给我们造成的伤害，给生命带来生机。在自救互救中，人人都有被救的机会，人人都有救人的义务。所以每个人都应该学习并掌握急救技术。基本的抢救技术通过学习完全可以掌握，让我们都成为能自救并能救人的人吧！

二、急救基本原则

【案例2】

一辆长途汽车撞上了一辆卡车，汽车里很多人都受到了不同程度的创伤，周围的群众不知所措……

很多时候，灾祸在一瞬间就发生了，当有人受伤的时候，我们怎样做才能有效地帮助他们呢？

现场急救基本原则：

（1）呼救和抢救并重。向周围大声呼救，同时向“120”“110”求救。呼救方法要正确。多人要协作。

（2）先救命，后治伤。在呼救的同时，全面查看伤员的伤情，优先抢救危及生命的各种损伤，如遇心跳呼吸停止的伤员立即实施心肺复苏术。

（3）先止血后包扎。流血过多会危及生命，所以应先及时采取措施止住流血，然后对创面进行初步清理后包扎。

（4）先重伤后轻伤。多人受伤时，先救治伤情较重者，再救治伤情较轻者。

（5）先固定后转运。在周围环境不危及生命的条件下，一般不要轻易搬动伤员。需要转运时，一定要检查落实是否存在骨折情况，如果存在骨折，应进行适当的固定后再用正确的方法转运。

（6）先近后远。如现场远在野外、郊区，伤员需先就近送至医疗机构救治，经早期救治脱险或基本脱险后，再转至有关医院进行后续治疗。

【金手指】

① 当意外伤害发生时，现场人员不要惊慌失措，而应冷静判

断，及时给予有效救助。

② 患者伤情不明确时暂不要给其任何饮料和食物。

③ 如果伤者出现呼吸心跳骤停，现场没有旁人相助，也没办法打电话求救，应先进行一轮心肺复苏，然后再暂离伤者求救。

④ 现场救护人员要做好自我防护，如果环境不安全，应尽快脱离危险环境；如果没有救助能力，则不要将自己陷入危险中；接触从伤员身上出来的体液、血液、分泌物等时，要戴手套。如果没有手套，可以就地取材，用塑料袋、厚毛巾等替代。

三、急救常识

1. 家庭急救药箱

【案例3】

张某正在自家院子里扫地，突然听到有人“啊！……”一声惊叫，听起来好像有人受伤了，张某转身跑进屋里，拿出一箱东西跑到门外。原来是邻居老王摔倒了，小腿正流血不止，张某对围过来的邻居们喊了一句“快打‘120’叫医生！”然后他从箱子里拿出止血带，先帮老王止住了失血，又对创伤面进行了消毒，最后拿出三角巾给老王包扎好。这时，急救车赶到了，医生夸张某紧急处理得很好。邻居们都很好奇地问张某：“那箱东西是什么？”张某有点得意地说：“这是我家里的‘急救箱’，我刚准备了一个多月，没想到还真用上了……”

每个人都难免遇到紧急的情况，因此每个家庭都应准备一个家庭急救药箱，配备一些必需的应急物品，一旦发生意外灾害，可用急救药箱中的物品进行自救与互救。家庭急救物品配备见表4-1。

表 4-1　急救药箱中的物品

序号	名称	数量	备　注
1	纱布	10 块	可用于止血和包扎
2	绷带（推荐止血绷带）	3～6 卷	
3	三角绷带	1 条	
4	止血带	1 条	
5	棉签或棉球	2～3 包	可用于消毒
6	胶布	1 卷	用于固定
7	体温计	1 个	用于测量体温
8	医用剪子	1 把	使用前需消毒：在火焰上烧烤 20 秒或用酒精擦拭消毒
9	医用镊子	1 把	
10	安尔碘	1 瓶	可用于消毒皮肤、创面、无刺激性
11	75%酒精	1 瓶	可用于消毒，有刺激性；可以涂抹在皮肤上给发烧的患者降温（见物理降温法）
12	过氧化氢溶液（双氧水）	1 瓶	用于冲洗消毒创面
13	防水创可贴（或创可贴）	5 贴	适用创伤较为表浅，伤口齐整，干净，出血不多又不需要缝合的小伤口，贴之前应消毒创面，贴上后伤口不能沾水和污染。包扎时不能包得太紧，每日更换一次。如发现伤口有发热、疼痛难忍、肿胀加重等症状，应考虑可能创面感染，要立即去正规医院治疗
14	云南白药创可贴	5 贴	
15	安全别针	10 个	用于固定衣物或绷带
16	无菌注射器	2 支	可用来挑刺、挑水疱，抽水疱内容物
17	夹板（结实的木板、竹板）长的约 60cm，短的约 30cm	各 2 条	用于固定骨折部位，未经过训练人员应等待医生到来再用

另外可以配置云南白药粉末（用于止血）、烫伤膏、伤湿止痛膏、解热药、止痛药、止泻药、防晕车药、血压计、听诊器、手电筒等。有条件的可备吸血垫、烧伤敷料、冰袋、酒精片、卡扣止血带等。

几种常用应急药及适用情况：

① 人丹：适用于中暑、脱水。

② 云南白药：适用于刀伤枪伤等导致的出血。

③ 云南白药膏：适用于跌打损伤。

④ 黄连素：适用于腹泻。

⑤ 晕海宁：适用于晕车、晕船。

⑥ 速效救心丸：适用于冠心病、心绞痛发作。

【金手指】

① 急救箱可以配合家庭药箱使用。纱布、绷带、棉签和棉球必须是消过毒、医院或药店出售的，而不是超市卖的化妆棉。

② 急救箱内除应备有上述物品外，还应强调个性化，根据居住地特点、家庭成员工作性质、家庭成员的健康状况等情况，选配不同药物，如居住地天气炎热，可配备防中暑的药；家人中有经常出入山区的，可配备救治毒蛇咬伤的药，家人中有心脏病患者，可征求医生意见配备急救药等。

③ 家庭急救箱应放在容易拿到的地方。急救箱应该防水、防撕、耐磨。

④ 家庭急救箱内的物品应定期检查和更换。如果使用过期或污染的物品，会造成不良后果。

⑤ 家庭急救箱只适用于意外情况发生后的早期紧急处理，进一步地明确诊断和正确治疗仍需医务人员和医疗机构来完成。切不可因症状暂时缓解了就不再求医，否则可能延误时机，导致不良后果。

2. 拨打求救电话

【案例4】

120 值班室的电话铃声响了，小王接起电话，只听见电话那边一个声音焦急地说：“有人晕过去了，8 号楼，快来救人啊！”然后就挂断了。小王知道应该派 120 急救车，可是事情到底发生在什么地方呢？有多少人昏倒了？现在什么情况呢？求救者什么都没有说清楚。小王很无奈地回拨刚才打来的电话，结果那边是公用电话。通过公用电话老板提供的信息，救护车经过几番周折才找到出事者家里，耽误了很多时间。小王告诉我们，经常有人打求救电话的时候说得不清楚，耽误抢救时机。你会拨打求救电话吗？

（1）出现以下情况，需要呼叫救护车：

① 呼吸与脉搏停止，或者呼吸与脉搏很微弱、不规则，情况很糟糕。

② 没有意识，持续抽搐（痉挛）。

③ 呼吸困难。

④ 受伤、出血很多。

⑤ 胸部、腹部、头部等剧烈疼痛。

⑥ 你认为是危急重症情况。

（2）拨打求救电话的正确方法（图 4-1）

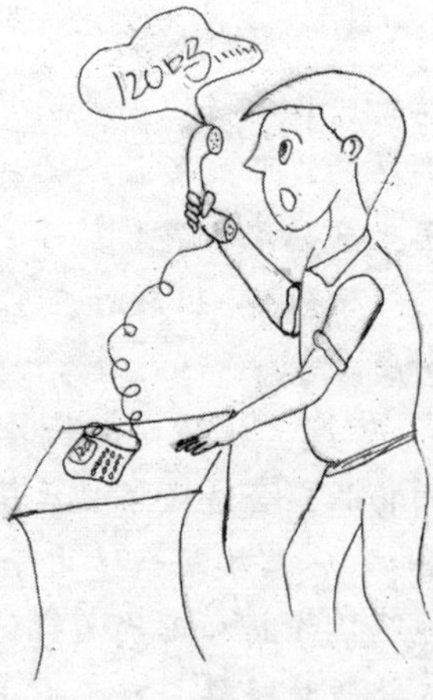

图 4-1

① 直接拨打“120”（全国免费，北京地区可拨打“999”），告诉对方这里需要“急救”。

② 准确说明所处的地理位置：家庭或事发地点详细地址、行

车路线、接车地点、周围标志性建筑、十字路口名称等。

③ 说明伤病者的情况。伤病者的人数、性别、年龄、病情、现场情况等。如果已进行应急处理措施，要告知具体内容，同时接受医生指导进行应对。

④ 说明呼叫者的姓名和电话号码，并且保证呼叫电话能够随时接收到 120 值班人员或医务人员的呼叫。

⑤ 给救护车引路：尽可能站在显眼的地方，给救护车引路。人手不够的时候，优先抢救重伤病者。

⑥ 呼救时不能急于挂断电话。应当等 120 值班人员停止讯问后，才能挂断电话。

【金手指】

① 要沉着冷静，用清晰的语言转告必要事项。

② 在 120 急救车辆及救助人员到达之前，如果出现危及患者生命的情况，如呼吸心跳停止、大出血、毒蛇咬伤等，需要采取正确的应急措施进行处理。不能只单一等待救援，错失急救良机。

③ 如出现其他非危及生命的紧急情况，且现场无人掌握急救知识，可在保证环境安全的前提下等待救援，尽量不要移动伤病者。

④ 等待救援时可以做的事情：安排人员接应救护车；保存好断肢；密切观察病情变化；准备好伤病者本人的健康保险证、既往病历卡、常服药物手册、换洗衣服等；如为陌生人，尽量协助迅速联系其家属。

⑤ 在确定移动患者没有危险的前提下，可以用自家车以正确的方法运送患者。这种情况下，应先确认最近的急救医疗设备完善的医院，并先跟医院联系，让医院做好接诊准备。

3. 自我设计“急救名片”

【案例5】

一老伯在街上走着，突然手捂胸口倒在地上，周围的人围了过来，只见老伯眼睛微闭，表情痛苦，张口欲言却说不出话来，他抬起右手，颤抖着指向左侧上衣口袋，有人迅速从他的上衣口袋里拿出一张卡片和一个小药瓶，从卡片上知道老伯患有心脏病，小瓶里装的是硝酸甘油。大家根据卡片上写的方法给老伯服上了药，并联系了老伯的儿子。过了一会儿，老伯缓过来了。大家都感叹道：这真是救命的卡片啊！

急救名片，有的称之为“身份病史卡”“健康卡”“救生卡”。有的时候的确能起到挽救生命的作用。

名片正面。姓名、性别、年龄、血型、亲属联系电话、亲属联系地址、工作单位地址、电话号码、健康保险证的种类和编号、慢性病病名、既往病症、过敏史、目前用药情况。如图 4-2 所示。

急救名片

姓名：________　性别：________

年龄：________　血型：________

紧急联系电话：1.________　2.________

紧急联系地址：1.________　2.________

本人病史：________

____

过敏史：________

目前用药情况：________

健康保险证：________

图 4-2

名片背面。可以写一些和自己相关密切的急救内容。如图 4-3 所示。

急救名片
我有心脏病。 我的左侧上衣口袋里有一个药瓶，瓶里装有药物，是硝酸甘油。 如果发现我手捂胸口、颤抖、呼吸困难、面色苍白、出冷汗、疲倦，我可能是心绞痛发作。 请帮我拿出一片硝酸甘油，放到我的舌头下面。 如果我呼吸心跳停止，请帮我做心肺复苏。 …… 请帮助我呼叫急救车并通知我的家人。

图 4-3

【金手指】

① 急救卡片不仅适用于原有心脏病、糖尿病等慢性病患者，还适用于痴呆患者、失忆者以及防止意外情况发生的平常人。

② 选择色彩鲜艳、大小与一般名片类似的硬纸片来制作“急救名片”。

③ 急救名片应放在最容易被人找到的口袋内，以便目击者及医护人员查找。

四、急救常用技术

1. 心肺复苏

【案例6】

老李今年 46 岁，有冠心病史 6 年，一天中午在街上和邻居聊天，突然一头栽倒在地，呼吸心跳停止了。邻居们慌了，急忙去找乡村医生刘大夫。碰巧刘大夫到另一病号家去了，等赶到老李那里的时候，已经过去 40 分钟了，最终抢救无效，老李离开了大家。像老李这样原有心脏病史，突然发生呼吸心跳停止而死亡的案例时有发生，难道我们就只能眼睁睁地看着他们死去吗？不是的，如果我们能及时进行心肺复苏，很多人的生命是有希望从“死神”手中夺回来的。珍爱生命，人人都应学会心肺复苏术。

操作要点：

（1）呼叫。轻拍患者双肩（严禁用力摇动伤者），大声呼叫，如图 4-4 所示，如无反应，说明意识丧失。

（2）呼救。高声呼救，呼唤他人协助，并尽快拨打急救电话，如图 4-5 所示。注意，此时如果没有人在附近并且因为各种原因没有办法拨打电话，一定要先进行一轮心肺复苏，然后再设法呼救。不要耽误抢救时机。

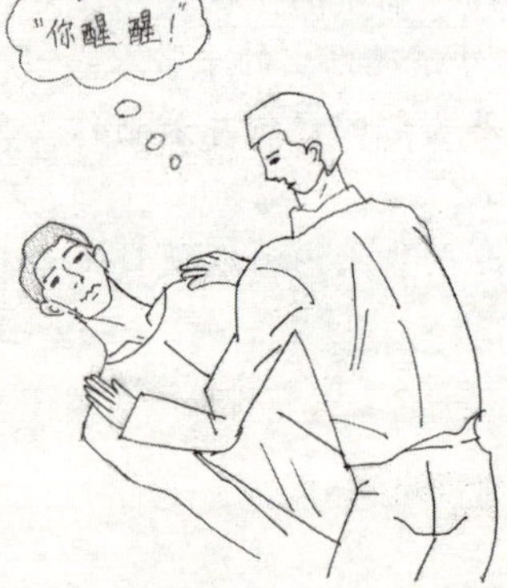

图 4-4

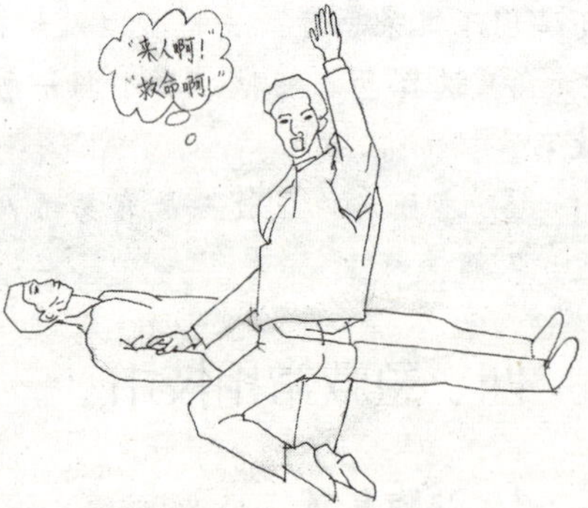

图 4-5

（3）调整体位。如果患者俯卧，请将其调整至仰卧位，调整过程中扶住颈部，如图 4-6 所示，防止颈椎骨折的人发生再次损伤。

使患者躺在硬质地面或床面上，头颈躯干平直无扭曲，双手放于身体两侧。

（4）胸外心脏按压（C）。

按压部位：两乳头连线的中点，如图 4-7 所示。

按压方式：左手掌根部放于按压部位，右手重叠于左手背上，手指互扣并拢，只以掌根部接触按压部位，双臂位于患者胸骨的正上方，两臂伸直，利用上身重量垂直下压，如图 4-8 和图 4-9 所示。以每分钟不少于 100 次的速度连续按压 30 次。

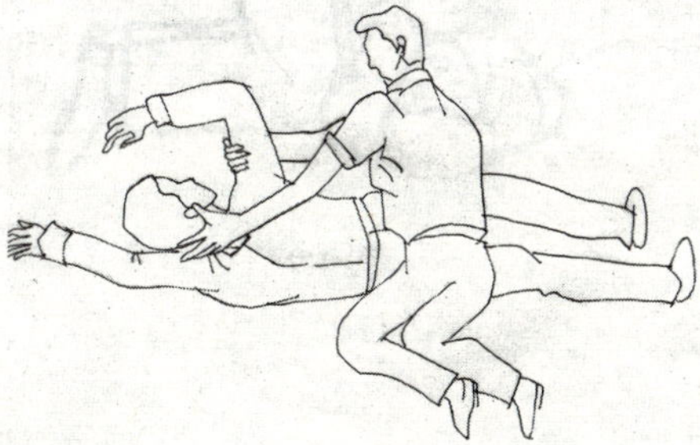

图 4-6

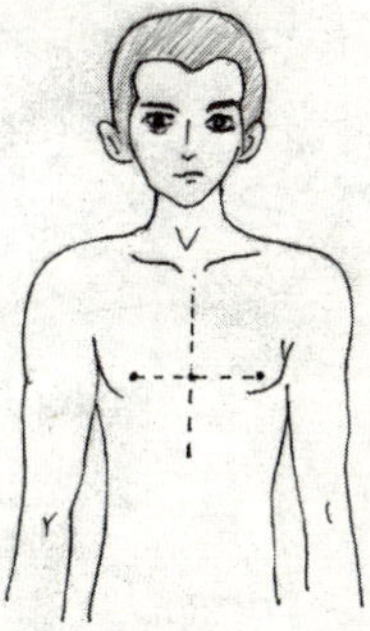

图 4-7

（5）迅速清除患者口、鼻、咽喉的异物、凝血块、痰液、呕吐物等（如果有明显呼吸道阻塞现象，此步骤应放在胸外心脏按压之前进行），解开衣扣、腰带。

（6）开放气道（A）。用一手掌根部按压患者前额，另一只手食指和中指（或小鱼际侧）向上向前抬高下颌，双手合力使头后仰，如图 4-10 所示，使下颌骨和耳垂的连线与地面垂直。

（7）人工呼吸（B）。如果患者没有呼吸或异常呼吸，应立即进行两次人工呼吸。口对口人工呼吸时要用一只手将患者的鼻孔捏紧，然后均匀吸一口气，用口唇严密包住患者的口唇，向患者口内吹气，如图 4-11 所示，持续吹气 1 秒钟以上，使胸廓有明显起伏，吹气后，口唇离开，并松开捏鼻孔的手，侧转头部换气，同时观察胸廓复原情况，视患者胸廓下降后再重新吹一口气，完成第二次人工呼吸。

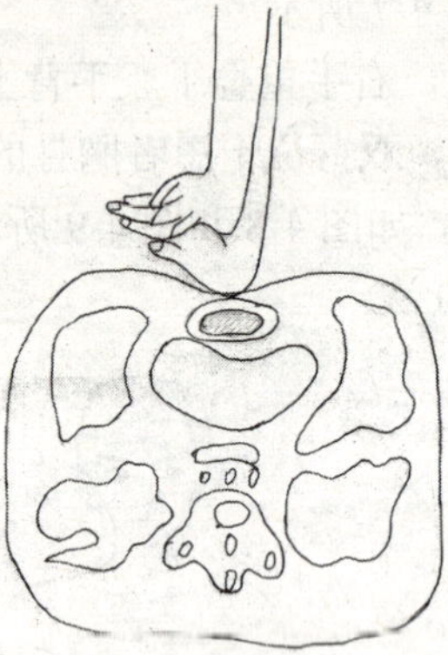

图 4-8

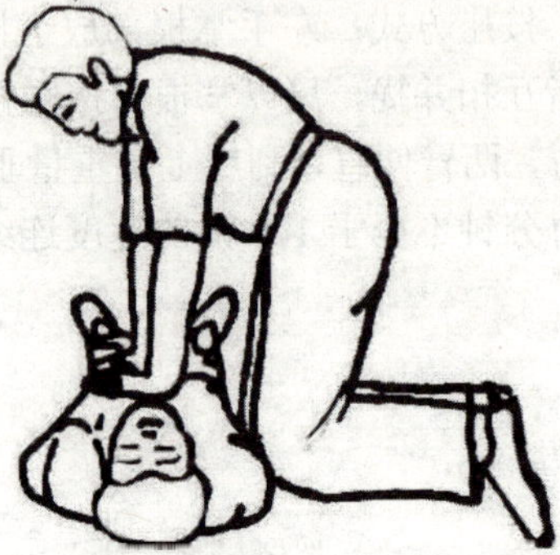

图 4-9

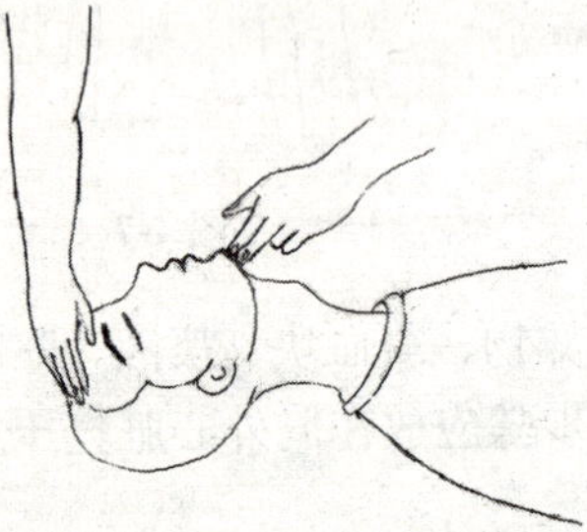

图 4-10

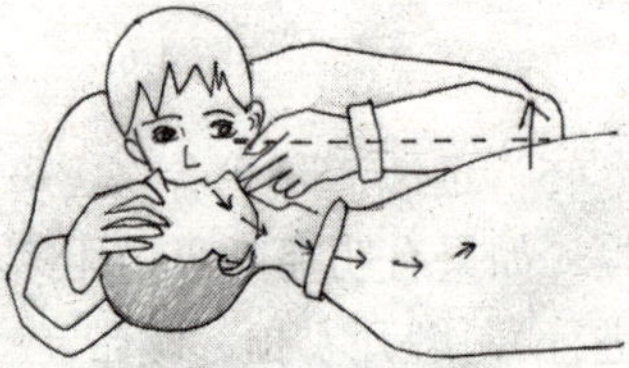

图 4-11

（8）重复以上第（4）步、第（6）步和第（7）步，共连续进行 5 个循环，吹完最后两口气后，停下判断患者是否恢复意识和呼吸。如果没有恢复，则继续进行第（4）步、第（6）步和第（7）步，直至患者恢复或医生到来。

【金手指】

① 抓住“黄金 4 分钟”：时间就是生命。科学表明，呼吸心跳停止后，大脑很快就会缺氧，超过 5 分钟再进行心肺复苏，只有 1/4 甚至更少的人可能救活。所以，一旦确定呼吸心跳停止，必须抓住时机，在 4 分钟内进行心肺复苏。非医务人员现场救助不需要判断脉搏，只要发现有人突然倒地，无反应、无呼吸或呼吸异常（叹息样呼吸），可马上进行胸外心脏按压。如果不会操作可以打通急救电话，让急救人员指导着进行操作。

② 心肺复苏术适用于任何原因导致的呼吸心跳停止的情况。比如溺水、雷击、电击、撞伤、摔伤、心脏病发作等，很多患者都可能发生呼吸心跳骤停。

③ 人工呼吸时，吹气不是越快越好，也不是越多越好，吹气过浅过深都达不到效果。救护者可以结合自己呼吸的频率进行。要包严患者口唇，保证气体送入其体内。

④ 按压手法可以总结为“掌压指翘臂垂直”，即“掌根按压，手指上翘，手臂与胸廓（地面）垂直，肩部、肘部、腕部在一条直线上，并且始终保持伸直状态”。为了使按压有效，按压时应“有力而快速”，对成人的按压幅度为至少 5cm。每次按压后，胸廓应完全弹回，按压与放松的时间尽量相等，尽量避免按压中断。对 1 岁以上 8 岁以下的儿童进行心肺复苏时，按压幅度相当于患儿胸廓厚度的$\frac{1}{3}$，其他步骤同成人。对一岁以内的婴儿进行心肺复苏时，应用两个指头按压胸骨，按压部位在两乳头连线中点下方的胸骨上。

⑤ 如果有两个人合作，可以一个人连续做 5 个循环后判断，如果需要继续做，则换人继续做。

⑥未经培训者，或者不愿意做人工呼吸的目击者，可以只做胸外心脏按压，即使如此，也可以给患者“生”的希望，千万不要坐等时光流逝，眼见生命远去而空留遗憾！

2. 止血

出血是外伤常见的并发症。如果出血量过多，就会有生命危险。及时准确地止血，是外伤抢救的关键，所以我们应学会及时有效止血的方法。常用止血方法有局部压迫止血法、动脉压迫止血法和止血带止血法。

（1）局部压迫止血法。

【案例7】

小波在骑自行车的时候，不小心从车上摔下来，膝盖上擦破了皮，流血了。我们都知道这种情况下，伤口比较浅，并不严重，只需用一般止血法处理就行了。

局部压迫止血法是最简单有效的方法，对于伤口不大且较为表浅的出血可达到良好的止血效果。但是如果伤口中有碎玻璃、断骨或碎骨等东西时，不可以直接进行局部按压止血。若对伤口能够进行及时正确的最初处理，轻伤不必去医院，过几天就会痊愈，重伤也将为医院的治疗创造有利的条件，使伤口早日愈合。

① 清洗消毒（条件不允许的时候这一步可以不做）：用双氧水冲洗伤口，再用生理盐水或冷开水将伤口清洗干净，重复3遍。伤口处及周围用碘伏消毒3遍。消毒时，从伤口中间部位向外周擦，不可将周围的污物擦入伤口内。如头皮或毛发部位出血，应剃去毛发再清洗、消毒。

② 加压包扎：在伤口上覆盖干净的敷料（纱布、清洁毛巾、衣物、围巾等），要稍微厚一些，覆盖面积超过伤口。用手掌使劲按压伤口部位5～15分钟，如图4-12所示，或用三角巾或绷带加压包扎即可。

③ 如敷料不是无菌的医用敷料，建议在血止住后，再次进行清洗消毒处理，小伤口可用创可贴，大伤口到医务室用医用无菌敷料包扎。

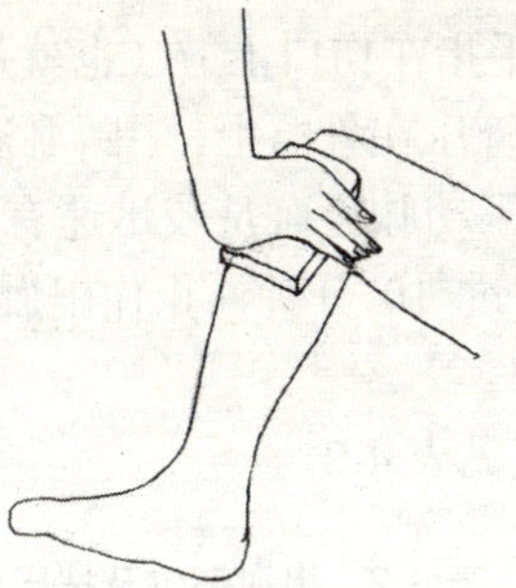

图 4-12

（2）动脉压迫止血法。

【案例8】

夫人在切菜时不慎将手指切伤，鲜红的血流了下来，她立即扯了 2 张纸巾包扎伤口，简单的包扎并不能止血，鲜血很快浸湿了纸巾，并滴落在地面上。夫人急了："快去医院吧。"先生很冷静，他接受过急救培训，他一边安慰夫人一边用手指捏住夫人受伤手指根部的两侧，这一招还真的很灵，血马上就流得慢了，过了 10 分钟，伤口的血彻底止住了。

此案例中用的止血方法是动脉压迫止血法：简单地说就是依靠压迫出血部位近端（靠近心脏端）的大动脉，如图 4-13 所示，阻断出血部位的血液供应以达到止血目的。

① 适用范围。头部和四肢某些部位的动脉大出血，用局部压迫法无法达到止血目的者；局部有异物或骨折等情况，不能采用局部压迫法者。

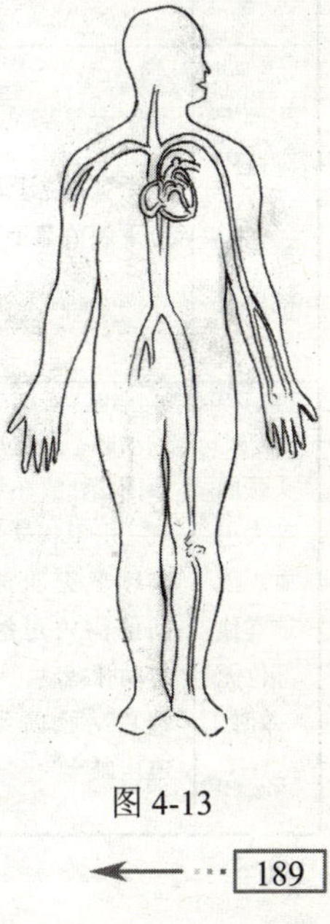

图 4-13

② 基本方法。用手指在伤口上方（也就是近心端），找到动脉搏动处，用力将动脉血管压在骨骼上，中断血液流通达到止血目的。

③ 注意事项。指压动脉止血是较迅速有效的一种临时止血方法，每次施压时间不超过 10 分钟，止住出血后，需立即换用其他止血方法。

出血部位及按压点见表 4-2。

表 4-2　出血部位及按压点

出血部位	按压点（动脉搏动处）	图　示	注意事项
面部出血	面动脉：位于下颌骨下缘下颌角前方约 3cm 处	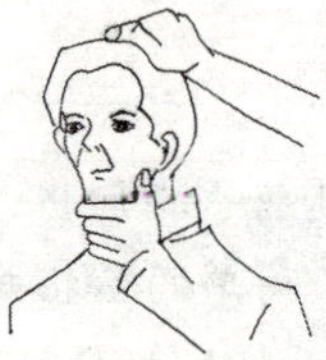	面部的大出血往往需要同时压住两侧面动脉才能止住血
头部发际范围内及前额、颞部出血	颞动脉：位于耳朵前方下颌关节上	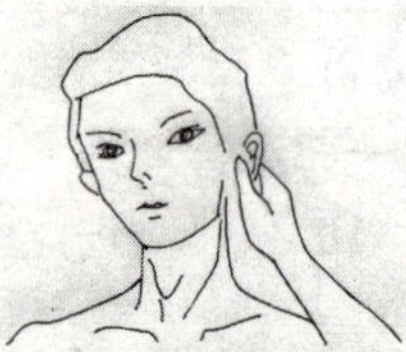	左侧出血按压左侧颞动脉，右侧出血按压右侧颞动脉，用拇指指腹用力按压即可
头颈面部大出血，压迫其他部位无效时	颈动脉：把拇指或其余四指，放在气管外侧（平甲状软骨）与胸锁乳突肌前缘之间的沟内可触到颈总动脉搏动，将伤侧颈总动脉向颈后压迫止血	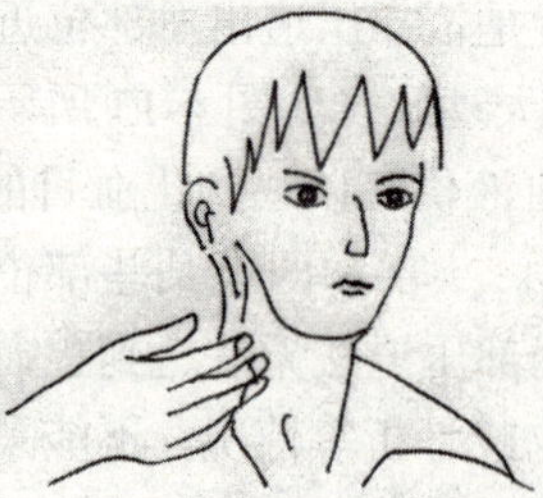	用于头、颈部大出血。不能同时压迫两侧颈总动脉，以免造成脑缺血坏死。压迫时间也不能太长，以免造成危险

续表

出血部位	按压点（动脉搏动处）	图 示	注意事项
肩部、腋窝或上肢出血	锁骨下动脉：拇指按压在锁骨上凹动脉搏动处，其余四指放在受伤者颈后，用拇指向凹处下压，将动脉血管压向深处的第一肋骨上止血	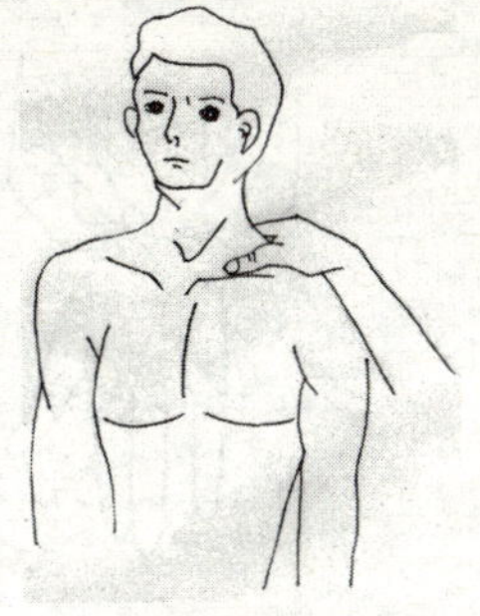	
上臂、前臂出血	肱动脉：上臂内侧中部。一手抬高患肢，另一手拇指压迫肱动脉。也可以在腋窝加垫，使前臂屈曲于胸前，用三角巾或绷带把上臂紧紧固定在胸前	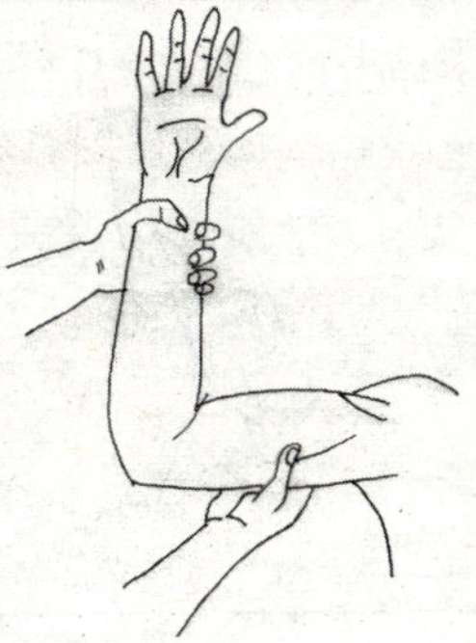	找肱动脉的方法：可以将患侧手臂抬高，上臂和躯干呈90°角，前臂与上臂呈90°角，手臂外展，掌心朝向患者，此时上臂内侧中部有一凹陷，此处可触及肱动脉搏动
前臂、手部出血	肱动脉：肘窝处	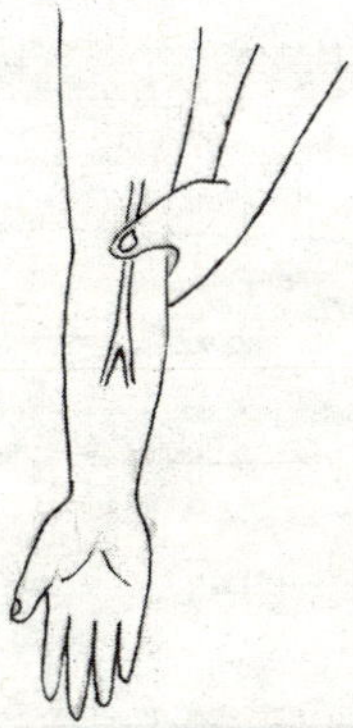	肘窝处的肱动脉位于肘窝中点偏小指侧

续表

出血部位	按压点（动脉搏动处）	图　示	注意事项
手掌、手背出血	将伤者手臂抬高，同时压迫手腕处的尺动脉和桡动脉。	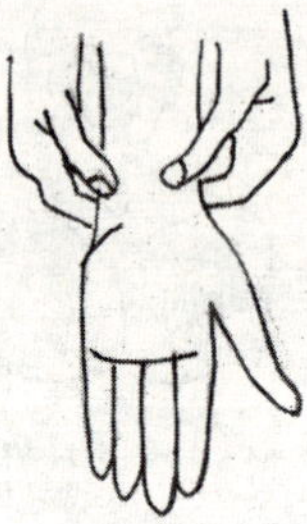	尺动脉：位于小拇指侧；桡动脉：位于大拇指侧
手指出血	指动脉：位于手指根部两侧	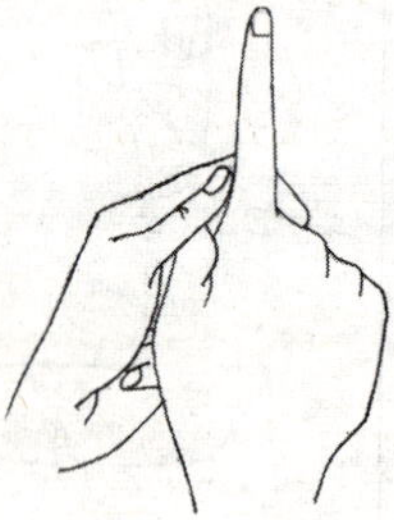	
大腿、小腿、足部出血	股动脉：在腹股沟中点稍下方，大腿根处可触摸到一个强大的搏动点，用拳头或两手的拇指重叠施以重力压迫止血	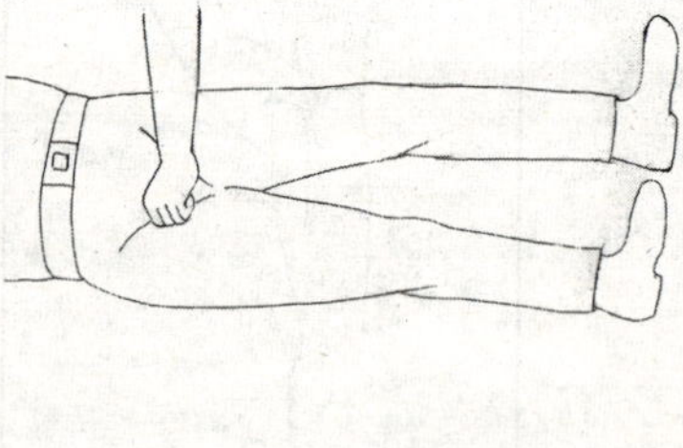	大腿出血，在大腿根部加垫，屈曲髋关节和膝关节，用三角巾或长带子将腿紧紧固定在躯干上也可以

续表

出血部位	按压点（动脉搏动处）	图　示	注意事项
小腿、足部出血	腘动脉：位于腘窝处	指压法：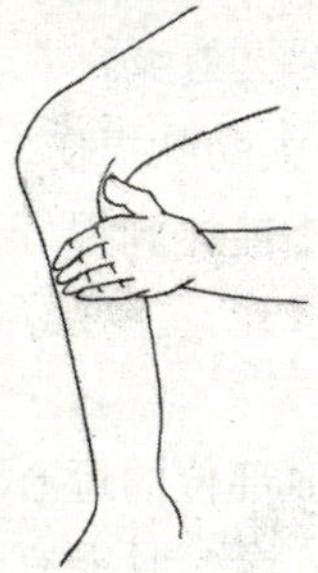 屈肢加垫止血法：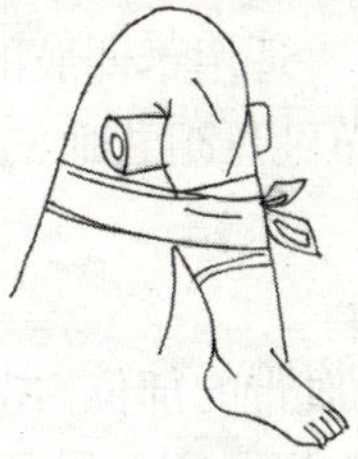	屈肢加垫止血法：上肢或小腿出血，在没有骨折和关节损伤时，可采用屈肢加垫止血。如图在腘窝处或肘窝处加纱布或棉布垫，弯曲膝关节或肘关节，用绷带加压包扎，能起到阻断血流的作用
足部出血	足背动脉和胫后动脉：用两手拇指分别压迫足背中部近踝关节处的足背动脉和足跟内侧与内踝之间的胫后动脉	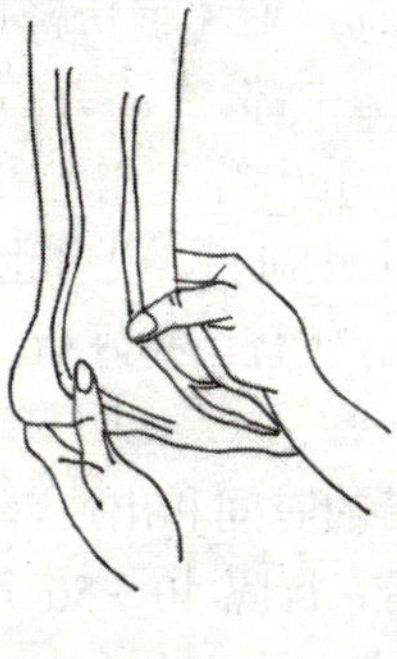	

（3）止血带止血法。

【案例9】

王强开着一辆卡车撞上公路横栏内侧路基，车头严重变形，王强被卡在里面，小腿部受伤出血。他尝试移动身体，没有成功，于是拨打了 120。10 多分钟后，120 赶到，医生看到王强的小腿流血不止，由于失血过多，王强已经处于深度昏迷状态，随时都有生命危险。医生说，如果他使用安全带，或者撕下衣服布条扎紧大腿，就能止住腿部失血，根本不会导致生命危险。学会止血的方法，在关键时刻是可以救命的。医生所说的止血法是指止血带止血法，那么什么时候用止血带止血法，又怎么做呢？

1）适用范围。适用于四肢的大动脉损伤，出血量比较多，单纯压迫止血法不能达到很好的止血效果时。

2）方法。

① 选择扎止血带的部位。出血部位的近心脏端。扎止血带的位置应在保证安全、且能有效止血的前提下，尽量靠近出血部位。上肢出血的结扎位置应选择上臂的上 1/3，如图 4-14 所示，不可扎在上臂中部，避免损伤桡神经；下肢出血时，应扎在大腿中部。

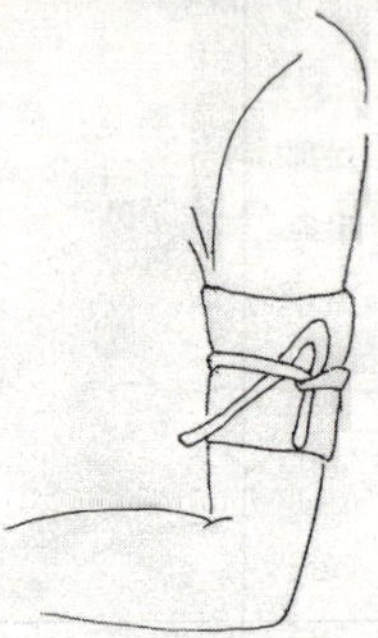

图 4-14

② 用辅料（纱布、毛巾等）先包裹一下将要扎上止血带的部位作为衬垫，再紧紧扎上止血带。没有止血带的情况下，可用布条、领带、安全带、长毛巾等代替，扎好后，为了达到止血效果，可用木棍插到布带下绞紧。

③ 记录缠住止血带的时间和出血部位。

④ 定时放松止血带，每隔 40～50 分钟，放松一次，一次 2～3 分钟。放松期间要用其它方法止血。

3）注意事项。

① 止血带连续使用时间不能超过 5 小时，避免发生急性肾功能衰竭、止血带休克或肢体坏死。

② 止血带不能直接扎在皮肤上，应用棉花、薄布片加衬垫，以隔开皮肤和止血带。

③ 用止血带止血以动脉出血刚刚止住即为松紧适度，不可过紧。

④ 严禁使用电线、铁丝、细绳等过细而且无弹性物品充做止血带，因为这些物品不仅止血效果不理想，而且还会损伤皮肤，为日后的治疗和康复带来麻烦。

⑤ 上肢出血时，不可扎在前臂上；下肢出血时，不可扎在小腿上。以上两个部位的止血效果非常不好。

【金手指】

① 止血带止血法是最后的选择，只有在其他止血方法无效时才使用，因为使用不当会造成肢体缺血坏死。这只是应急措施，不能长时间使用。止住血后应尽早交给医务人员处理。

② 止血同时要注意是否存在骨折情况，应配合骨折的处理方法进行。

③ 由于有被血液感染的危险，所以应尽量避免抢救者的皮肤直接接触血液。

④ 没有止血带、绷带时，可用的替用品有衣服、床单、布等撕成的布条，领带、毛巾、手帕、长筒袜，汽车里的安全带、自行车内胎等；

⑤ 不能用铁丝、电线、绳索代替止血带。

⑥ 出血性质的判断：毛细血管出血呈点状或片状渗出，颜色鲜红，可自愈；静脉出血较缓慢流出，色暗红，一般比较容易止住流血；动脉出血成喷射状，一股股流出，色鲜红，量大，需到医院救治，在到达医院之前需自行采取止血措施，否则有生命危险。

3. 包扎

【案例10】

32岁的谢某喝醉了酒，和邻居莫某发生争执，突然拿出刀子，将莫某手臂砍伤。莫某手臂上静脉被砍断，鲜血直流。治保主任闻讯赶来，在现场没有包扎材料的情况下，随机应变，先用指压法止住了流血，又让人找来干净的布块压住伤口，将床单撕成条，为莫某包扎伤口。在救护人员到达时，主任已经为莫某包扎完毕。由于止血包扎处理的及时正确，避免了莫某的伤情恶化，为医院的抢救赢得了宝贵的时间。

遇到伤员大出血或骨折等情况时，错误的包扎会导致伤口感染、肢体坏死等后果；而不为伤员进行包扎，则可引起持续性出血而造成死亡。只有及时、正确的包扎，才能够帮助伤员止血，保护伤口，从而挽救生命。

包扎是各种外伤中最常用、最基本的急救技术之一。

（1）包扎的作用。压迫止血、固定骨折、保护伤口、减轻疼痛、减少感染机会。

（2）包扎用物。绷带、三角巾、多头带。现场没有这些材料时，可就地取材，用毛巾、包袱皮、被单、衣服、手帕等代替。

（3）包扎的基本步骤。

① 先止血，再包扎。肢体出血时，可抬高患肢，用指压止血法止血（可让伤者配合），然后救护者在伤口处包扎。包扎前先在伤口处覆盖无菌纱布或干净的替代品，如图 4-15 所示。

② 缠绷带。先把绷带的一头斜着放，如图 4-16 所示，等缠完 1 圈后把斜放的部分折回来，如图 4-17 所示，继续在上面缠绕绷带。

③ 固定。缠完后可将绷带末端撕成两条打结，如图 4-18 所示。也可用胶布固定，如图 4-19 所示。

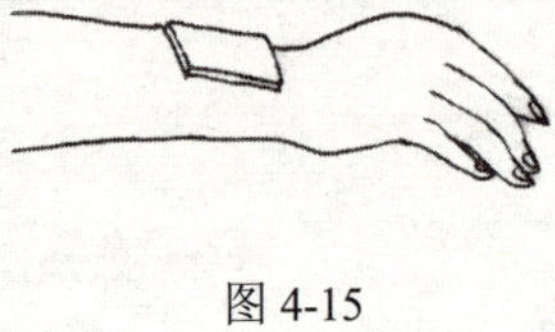

图 4-15

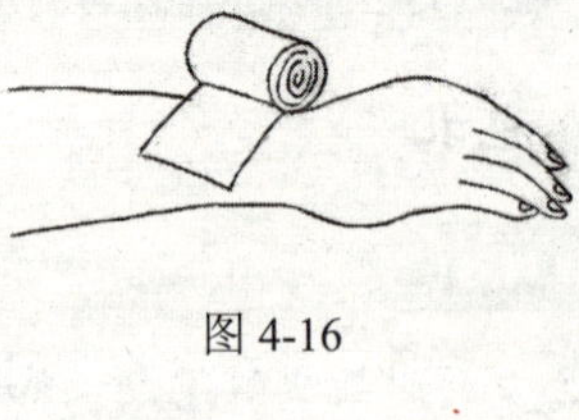

图 4-16

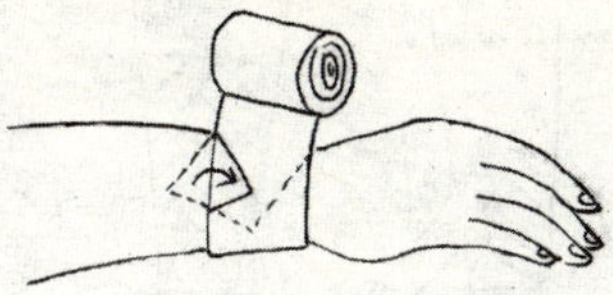

图 4-17

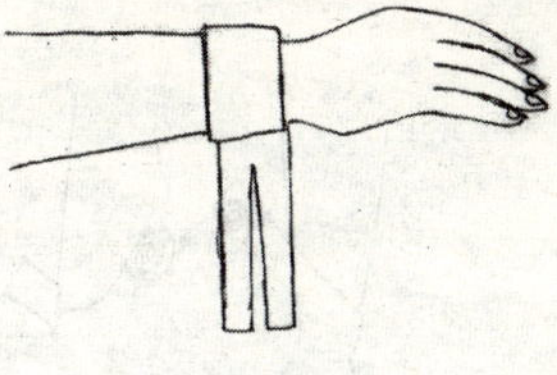

图 4-18

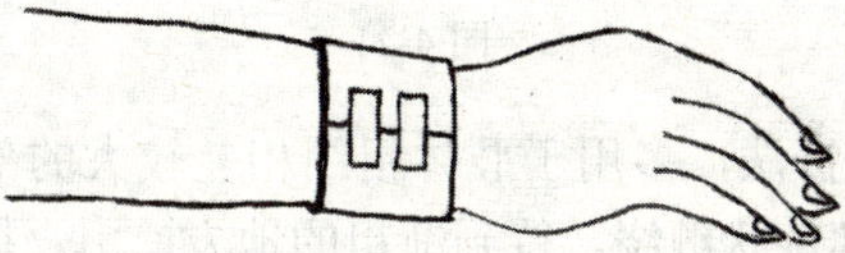

图 4-19

（4）常用绷带缠绕方法。

① 环形法，常用于粗细大致相等的部位，如手腕部及胸部、腹部等部位小范围伤口。将绷带在同一部位重复缠绕，包扎时第二圈盖住第一圈，包扎 3～4 圈即可，如图 4-19 所示。

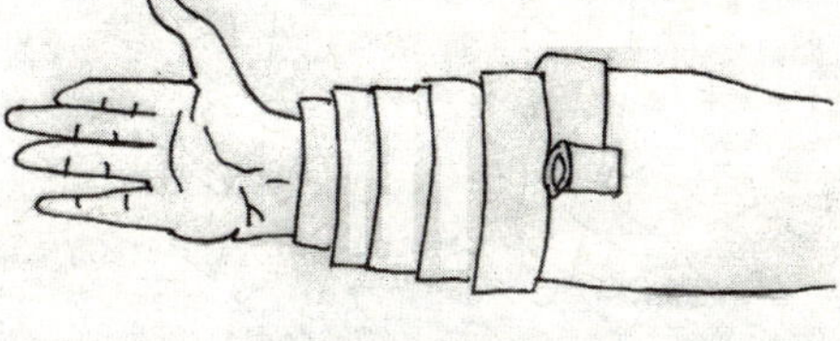

图 4-20

② 螺旋形法，多用于粗细差别不大的部位，如前臂、手指、躯干等处。绷带卷斜行缠绕，每卷压着前面的一半或$\frac{1}{3}$，如图 4-20 所示。

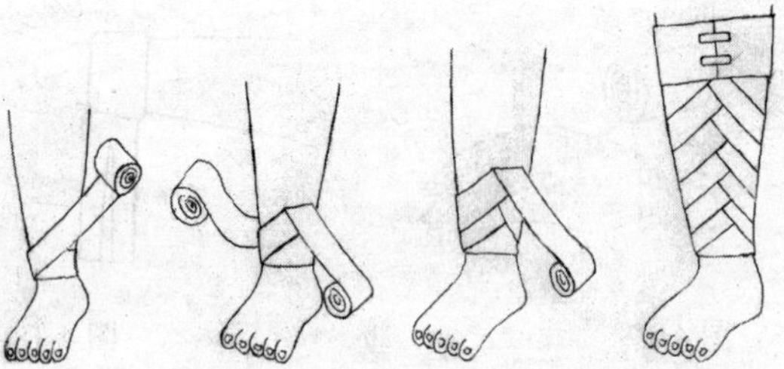

图 4-21

③ 螺旋反折法，多用于肢体粗细相差较大的部位，如前臂、大小腿。先做螺旋状缠绕，待到渐粗的地方，用一拇指压住绷带上方，将其反折向下，压住前一圈的$\frac{1}{2}$或$\frac{1}{3}$，如图 4-21 所示。

④ “8”字形法，多用于关节部位的包扎。在关节上方开始做环形包扎数圈，然后将绷带斜行缠绕，在关节上下反复进行，每圈压过前一圈$\frac{1}{2}$或$\frac{1}{3}$，如图 4-22 所示。

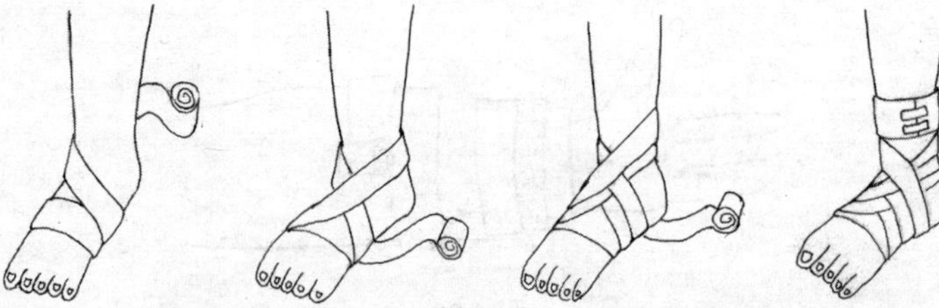

图 4-22

⑤ 蛇形法，多用于固定夹板。将绷带环形缠绕数圈后，以一定间隔斜行缠绕，在末端环形缠绕后打结。

⑥ 回返法，该法多用于头和断肢端。用绷带多次来回反折，直至将伤口全部包住，用环形缠绕将所反折的各端包扎固定，如图 4-23 所示。

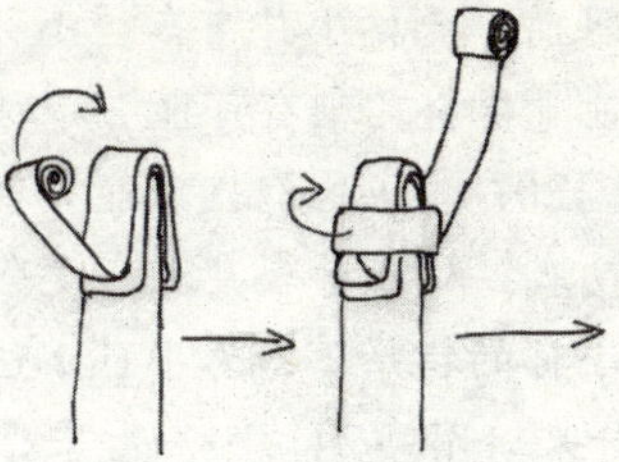

图 4-23

【金手指】

① 现场抢救很难做到无菌操作，一般不必冲洗伤口，以免延误抢救时间。如果伤口上污物很多，可用清水冲洗，有条件的最好用肥皂水、淡盐水冲洗，再用双氧水冲洗，创面周围用酒精消毒后再包扎。

② 四肢包扎时要把手指尖和脚趾尖露在外面，以便观察血液循环情况。

③ 包扎时通常由左向右，从下到上缠绕。一般手臂弯着绑（屈肘），腿要直着绑。

④ 包扎不宜太紧，以免影响血液循环，也不宜太松，以免滑脱。

⑤ 不要压迫脱出的内脏，禁止将脱出的内脏送回腹腔内。

⑥ 伤口有异物者，不要草率强行取出，以免引起出血。

4. **骨折与固定**

【案例11】

小孙是某医院的医生。一天，在街上行走的时候，突然一个喝了酒的莽汉开着一辆三轮车猛地冲了过来，一下将小孙撞倒在地，莽汉吓坏了，跑到小孙跟前，要抱小孙上车。小孙连忙制止了他，根据小孙自己的判断，他觉得自己很有可能脊椎被撞骨折了。他对莽汉说："快打电话，叫120，告诉他们我可能脊椎骨折了。""这里正好不妨碍交通，不要动我。""看看我身上有没有流血的地方，帮我止住血……"莽汉在小孙的指导下，为小孙止住了腿上的流血。几分钟后，120急救车赶来（图4-24）……后来，医生对小孙说，幸亏你懂得骨折自救知识，不然的话，现在可能就瘫痪在床上了。

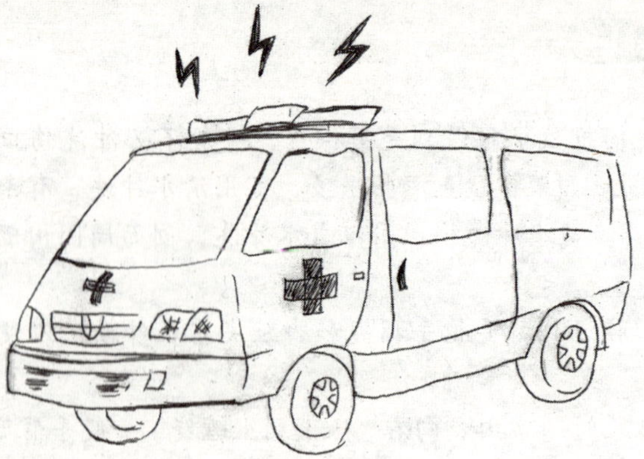

图 4-24

事故的发生往往是比较突然的，万一发生车祸受伤时，如果出现骨折，不恰当的移动或搬运可能会造成再受伤而形成永久性的伤害甚至瘫痪。因此对于骨折，每个人都应该知道一些急救常识。

（1）骨折急救常识：

① 判断骨折。四肢及手足等处骨折时，骨折部位会出现肿胀、疼痛，尤其是有明显压痛，受伤肢体功能障碍。如果颈椎、脊柱受到了冲击或由高空坠落，就应高度怀疑颈椎、脊柱存在骨折。

② 在不能确定是否骨折的情况下，一般按骨折对待。

③ 出现任何部位骨折，都应尽量避免不必要的移动伤肢。四

肢骨折随意移动可能造成断骨刺破大血管引起大出血；而颈椎腰椎骨折时，搬运不当则会伤到脊髓，可能导致瘫痪甚至死亡。因此在没有把握的情况下，不要乱动，可在原地等待救护人员来救助处理。

④ 不要把露出的骨折断端送回体内，以免刺伤附近的血管、神经，也可以减少污染机会。现场不要冲洗骨折部位，不要在伤口处乱涂药。

⑤ 恰当地固定骨折部位，可以达到以下目的。减少伤患者的痛苦；避免损伤周围组织、血管、神经；减少出血和肿胀；防止闭合性骨折转化为开放性骨折；便于搬运。但是固定方法应该经过专门学习，不可任意妄为。

⑥ 等待救援期间，密切观察伤员。

（2）骨折急救一般步骤。

① 检查意识、呼吸、脉搏。如呼吸心跳停止，立即进行心肺复苏，如果呼吸心跳存在，保持呼吸道通畅。

② 止血包扎。观察全身，如有出血情况，先止血，后包扎。

③ 加垫固定。夹板不能直接接触身体，所以先在肢体处放置衬垫，可放置软布、棉花、毛巾等，采取适当措施固定，固定完成后应记录固定时间，并迅速送医院进一步治疗。

【案例12】

美国乐坛天后麦当娜在她 47 岁生日当天，突然遭遇意外。当时麦当娜在骑马的时候突然从马上摔了下来。工作人员上前救助，发现麦当娜手捂胸口，并断断续续地喊痛。场务人员立即意识到麦当娜可能是骨折了，于是马上拨打求救电话，然后让麦当娜平躺在地上，脱下自己的衣服用来固定与包扎，并嘱咐其他人不要挪动她。医务人员赶到后赞赏地说：用衣服为麦当娜固定肋骨的手法很准确，这对她在医院内的治疗有很大的帮助。那么固定有什么要求和方法呢？

（3）固定的基本要求。

① 固定范围必须包括骨折邻近的关节，如小腿骨折，固定范围应包括膝关节和踝关节。

② 固定时，尽量减少移动受伤部位，如脊柱骨折，要保持头、颈、躯干在一条直线上。

③ 对有明显外伤畸形的伤肢，只进行大体纠正后固定，不必要求过高。

④ 固定要松紧合适，四肢骨折时先固定骨折上端（近心端），后固定骨折下端（近手指或脚趾端），要露出手指或脚趾尖，以便观察血液流通情况。如果发现指（趾）尖苍白、青紫时，说明包扎过紧，应放松重新固定。

⑤ 夹板放在伤部的下方或两侧，夹板不能与皮肤直接接触，要用棉花或布片等柔软物品垫好。

（4）固定的基本步骤。

① 没有伤口的时候，安上夹板并固定，使骨头不能移动。注意夹板和身体之间要加垫。

② 如有伤口和出血，应先止血，包扎伤口，再进行骨折固定。固定时如果有必要移动伤肢时，可两人合作，一人握住伤处上方，另一人握住伤处下端，两人顺着伤肢的纵轴线向相反方向牵拉，在伤肢不扭曲的情况下，让断骨端分离，放平肢体后固定。先捆绑骨折部位上端，后绑下端，然后再固定骨折部位上下两个关节。

③ 固定伤肢后，如果可能，将伤肢抬高。

（5）不同部位骨折的固定方法举例。

① 髋部或大腿骨折。将一块夹板放于腿部内侧，另一块更长（相当于从足跟到腋下）的夹板放于受伤肢体外侧，用绷带捆扎固定，如图 4-25 和图 4-26 所示。如果没有夹板，可在两腿之间夹上衬垫（折叠的毛毯或衣物都可以），受伤的腿和另一条腿捆扎固定在一起，如图 4-27 所示。

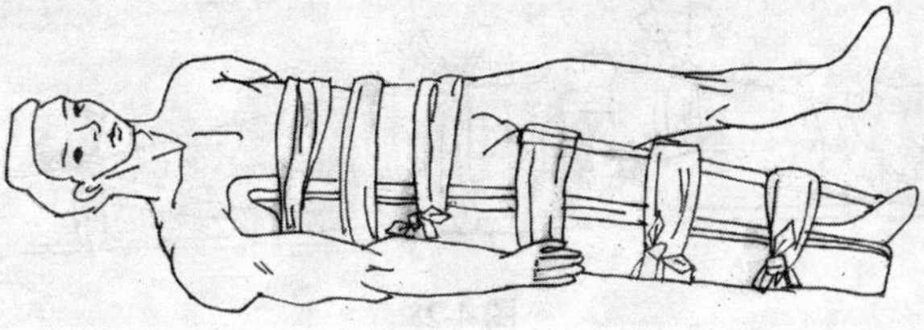

图 4-25

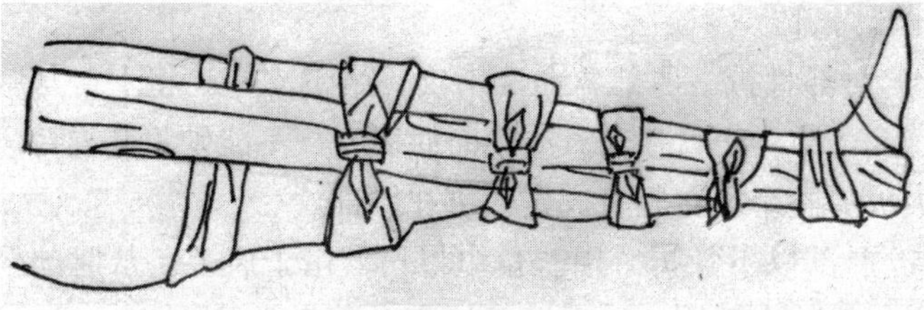

图 4-26

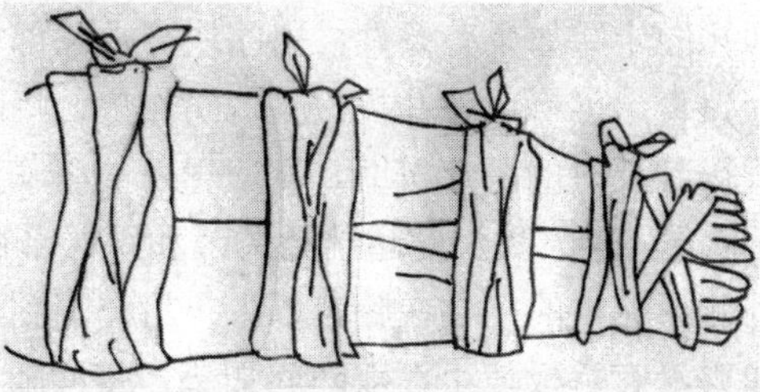

图 4-27

② 颈椎、脊椎骨折。怀疑有颈椎、脊椎骨折时，切不可轻易移动伤员。如果有希望短时间内获得医疗救助，可要求伤员静静躺卧，保持姿势不动，等医护人员到达再处理。如果必须要移动伤员，一定要保持头颈、躯干在一条直线上，稳稳操作，不可使受伤部位发生错位。颈椎骨折时可用适当材料围住颈部，卷起的报纸、折叠的毛巾都可以，用布带或鞋带系好，将伤员肩部、髋部、膝部、腿部等处绑扎牢固，如图 4-28 所示，尽快寻求医疗救助。

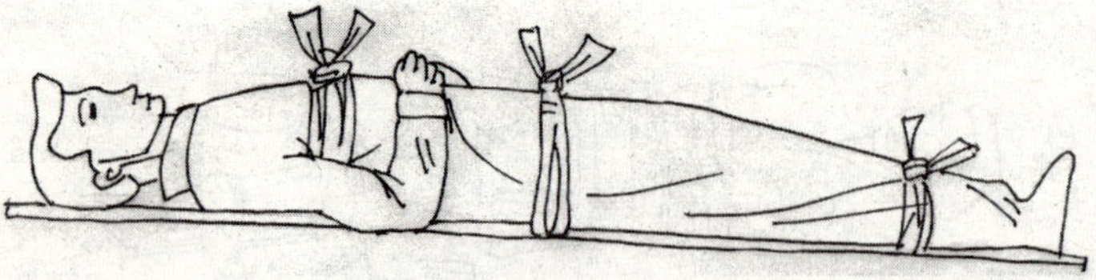

图 4-28

③ 上臂骨折。从肩到肘用加垫的夹板固定。 前臂用三角巾或窄带吊于颈部。

④ 肘部骨折。肘部弯曲，用狭长吊带支持。将上臂与胸部捆绑在一起，防止上臂摆动。如果断肘僵直，不能硬将其弄弯。用加垫的夹板将整个胳臂竖直固定，绑在腰部。

⑤ 肘部以下骨折。用三角巾将伤臂吊于肩上。从肘部至手指末端用加垫的夹板固定。手臂可抬高以避免严重肿胀。

⑥ 膝部骨折。如果伤腿僵直，将夹板放在膝下腿后，膝部加垫，用绷带捆扎固定。如果有条件，用冰块冷敷膝部。如果伤腿弯曲，不要强行拉直，可将双腿并拢，腿之间加垫，将两腿捆扎在一起。如果不能得到及时的医疗援助，则应尽可能将伤腿绑直。

⑦ 小腿骨折。取一块长度超出膝关节和踝关节的夹板，将夹板放在伤腿外侧，夹板的一端在膝盖以上，另一端到足跟，用绷带捆扎固定。如果没有夹板，可在双腿间加垫，将两腿捆绑在一起。

⑧ 足部或踝部骨折。抬高足部以减缓肿胀。踝周围及足底衬软垫，足底、足跟可放夹板。用绷带沿小腿作环形包扎，在踝部作“8”形包扎，足部作环形包扎固定。另外，如果没出现伤口，不必脱鞋，以起到固定作用。伤员足部不能负重。

⑨ 骨盆骨折。将整个身体固定于平台上，担架、门板或桌面等都可以。分别于肩部、腰部、大腿、膝部及踝部绑扎牢靠，用两根更长的绷带绑扎骨盆部。腿部弯曲处垫上枕垫。

（6）三角巾的使用方法举例。将长宽约 1m 的布（或衣服）沿对角线剪开即成两块大三角巾。

① 胸部固定法，如图 4-29 所示。

② 手臂包扎固定，如图 4-30 所示。

③ 有时可以利用身边的材料替代三角巾，如图 4-31 所示。

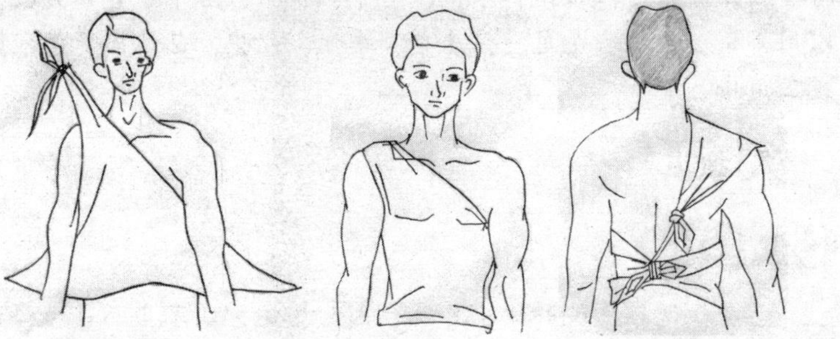

（a）　　（b）　　（c）

图 4-29

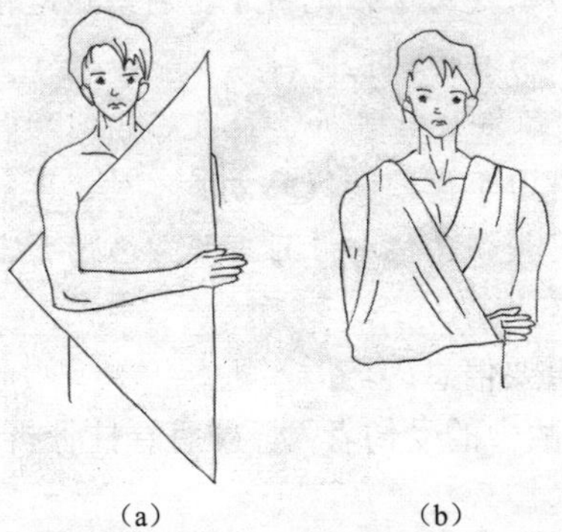

（a）　　（b）

图 4-30

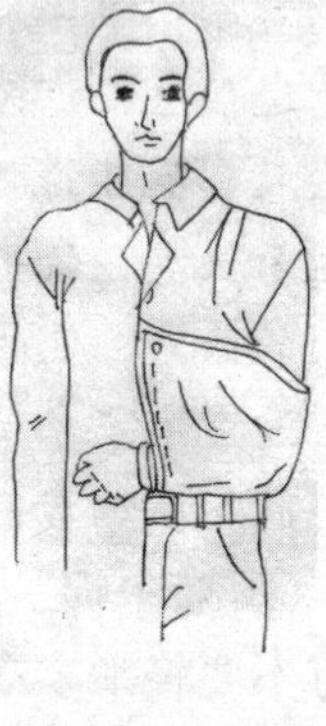

图 4-31

【金手指】

① 在现场急救中，固定都是临时性的，因此一般以夹板、绷带、三角巾固定为主。如果事故现场没有夹板等固定材料，可以利

用伤者自身进行固定。如胳膊骨折者可将受伤的胳膊与胸廓固定在一起；腿部骨折者可将受伤的腿与健康的腿固定在一起。在肢体之间空隙部位要填充衬垫，使得伤肢处于合适的位置。

② 替代品。可以用木板、竹竿、树枝、直尺、雨伞、硬纸盒、滑雪杖、厚杂志或报纸、木棍、毛巾、枕头、浴巾等替代夹板。可以用布条、丝袜、尼龙绳、床单、手帕、丝巾、包袱皮等替代绷带或三角巾。

5. **搬运**

【案例13】

伤员在送往医院的途中可能会因为搬运方法不当而导致瘫痪，类似的事件时有发生。最近，一辆货车在某国道上飞驰，一下撞到一辆摩托车，摩托车司机被撞飞出好几米，倒在地上昏迷不醒。肇事的货车司机没有拨打120，而是找人帮忙把伤者抬到一辆运输车上，送往医院，经过长途颠簸，伤者运到医院时只剩下一口气。经过抢救，医生遗憾地说："伤者颈椎被摔骨折了，虽然你们及时把他送来医院，救了他的命，可是由于你们抬他的方法不对，再加上路上的颠簸，他的脊髓已经严重损伤，他全身瘫痪了，恐怕要在轮椅上过下半辈子了。"

此案例给我们提供了两个重要信息：

① 对车祸、高空坠落等事故中的受伤者；怀疑有脊柱骨折时，千万不要轻举妄动。

② 搬运受伤的人是需要科学的方法的。搬运方法不对，不但救不了人，还会害人的。

正确的搬运方法。

（1）搬运伤员时伤员常采用的体位。

① 仰卧位。所有重伤员，均可以采用这种体位。对腹部有缺

损的伤口的伤员，为防止肠管脱出，可让伤员取仰卧位，然后弯曲膝部。

② 侧卧位。在排除颈部损伤后，对意识不清的伤员，可采用侧卧位。以防止伤员在呕吐时，呕吐物被吸入气管。

③ 半卧位。适用于只有胸部受伤，而其他部位无伤的伤员，有利于呼吸。

④ 俯卧位。适用于胸壁广泛损伤，出现反常呼吸而严重缺氧的伤员。

⑤ 坐位。适用于胸腔积液、心衰患者。

（2）上下担架的方法。

① 对于昏迷或有呕吐窒息危险的伤员，应使伤员侧卧或俯卧于担架上，头偏向一侧，保证呼吸道通畅。

② 对脊柱骨折或怀疑脊柱骨折的伤员，搬运时不要移动脊柱骨折处，以免造成脊髓损伤。伤者应躺在硬板或硬质担架上，上下担架的时候由3人将伤员平稳地托到或推滚到硬板上。保证伤者头、颈、躯干处于一条直线上。搬运者3人并排单腿跪在伤员身体同一侧，分别把手臂伸入到伤员的肩部、背部、腰部、臀部、双腿的下面，然后同时用力搬起，始终使伤员的身体保持水平位置，不得使身体扭曲。三人同时迈步，并同时将伤员放在硬板或硬质担架上。

③ 对于怀疑有颈椎骨折的伤员，应再有一人专门负责托住头部，沿着身体的长轴稍微加力牵引、固定头颈部，不得使伤员头颈部前屈后伸、左右摇摆或旋转，另外3人托住伤者身体，4人动作必须一致，同时平托起伤员，再同时放在硬板或硬质担架上。颈部下方空隙处，用软布等稍做支撑。起立、行走、放下等搬运过程，要由1个医务人员指挥，统一动作。将伤员妥善固定后，平稳的搬运。

④ 对于骨盆损伤的伤员，应将伤员仰卧于硬板或硬质担架上，双膝略弯曲，膝下加垫，固定好后平稳搬运。

（3）搬运时，一般伤者头部略高于脚部，休克的伤者头部略低于脚部。伤者的头部在后面，脚部在前面，以便于后面的搬运者观察伤者的病情变化。动作要轻巧，迅速，避免不必要的震动。

没有担架而确实需要搬运时，可采取多人搬运法。在伤者的身体两侧各站 3 人，6 人共同将伤者平托，保持身体平直，由一人指挥，平稳移步，如图 4-32 所示。

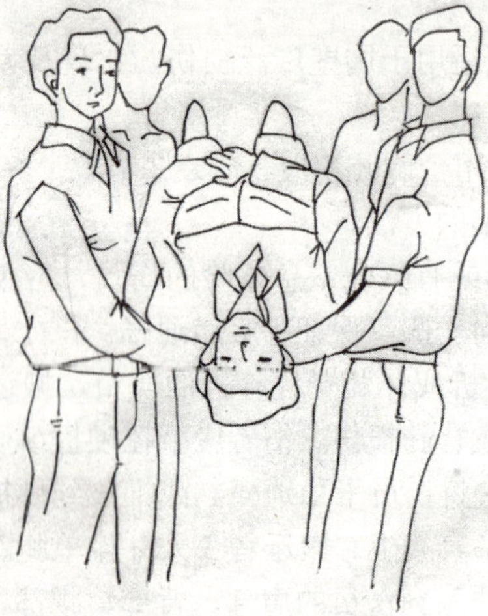

图 4-32

【金手指】

① “抬起来就跑”的做法是不对的。遇到突发的事件，现场的人应该“暂等”，了解病情后选择适合的处理方法。

② 对怀疑有颈椎、脊柱、骨盆等部位骨折的伤员，建议等待专业人员到达现场后再处理。等待救援期间，尽量避免移动伤者，只进行必要的抢救，如心肺复苏、止血等。

③ 搬运之前一定要检查伤者头、颈、胸、腹、四肢是否有损伤，根据损伤情况采取正确的处理和搬运措施。对怀疑脊柱或颈椎骨折的伤员，绝对不可采用背负法，也不可以搂抱、拖抱或用一人

抬头一人抬足的方法。避免脊柱发生弯曲或旋转。

④ 硬担架可以用门板或结实木板、金属板代替。

⑤ 一旦在途中发生紧急情况，如窒息、呼吸停止、抽搐时，应停止搬运，立即进行急救处理。

五、常见意外情况的急救

1. 煤气中毒

【案例14】

小杨下班回到家中，闻到一股浓烈的煤气味，马上就知道家里煤气泄漏了。小杨一边往厨房走，一边拿起手机准备报警。刚打开厨房门，突然就发生了爆炸，小杨当场被炸成重伤……这是一起不该发生的事故，家中发现燃气泄漏，应该怎么办呢？

（1）当发现家中煤气泄漏，而房中无人时，可从容处理。

① 为了安全起见，不要进入房中，让门保持打开状态。大声喊叫，迅速通知邻居熄灭明火。如已进入房中，不要冒险去关煤气阀门，应屏住呼吸轻轻移步离开房间。

② 远离事故区域，到安全地点拨打119电话报警。

③ 方便的情况下从室外绕到有煤气的房间外面，将窗户打开通风。

④ 等待救援人员或检修人员到达。

【案例15】

一天早晨6时许，小孙从睡梦中醒来，感到头晕、四肢无力并出现呕吐症状。小孙意识到自己可能是煤气中毒了。这种情况下，该如何自救呢？

（2）煤气（一氧化碳）中毒的自救措施。

① 首先要判断自己的身体情况，如果身体状况不好，就以逃生为主，尽量屏住呼吸或用湿毛巾捂住鼻子，尽快找到房门，逃到室外，让他人帮助或到安全地点拨打110电话报警并拨打120急救电话。

② 如果中毒症状较轻，行动较自如，可屏住呼吸或用湿毛巾捂住鼻子，以最快速度关闭煤气管道阀门，打开门窗后撤离，到安全地点拨打110电话报警。

③ 如果中毒症状较重，也要尽量移动身体到门窗处，打开门窗呼吸新鲜空气后拨打120急救电话。

④ 确实不能移动身体时，如果是煤球炉中毒或处于远离煤气罐的房间里，可以拨打求救电话。

【案例16】

8月里的一天，独居老人高老伯在家中炖汤时，未加注意，沸腾的汤水溢出将火淋灭，煤气泄漏造成一氧化碳中毒，邻居经过高老伯房门时闻到煤气味，推门发现老伯已经不省人事。怎么办？邻居们一时不知所措。进去救人么？会不会自己也中毒？怎样救才是正确的呢？

（3）煤气中毒救助要点。

① 救助者首先大声呼救，不要盲目地直接冲进煤气浓度很高的室内，为防止自身中毒，要先吸一大口空气，然后用湿毛巾捂住口鼻做好自身防护，方可进入现场。

② 关闭煤气总闸，打开门窗，如图4-33和图4-34所示。

③ 将中毒患者移至空气新鲜处，松解伤者领口、腰带，检查患者的呼吸道是否畅通，发现鼻、口中有呕吐物、分泌物应立即清除，使其呼吸通畅。

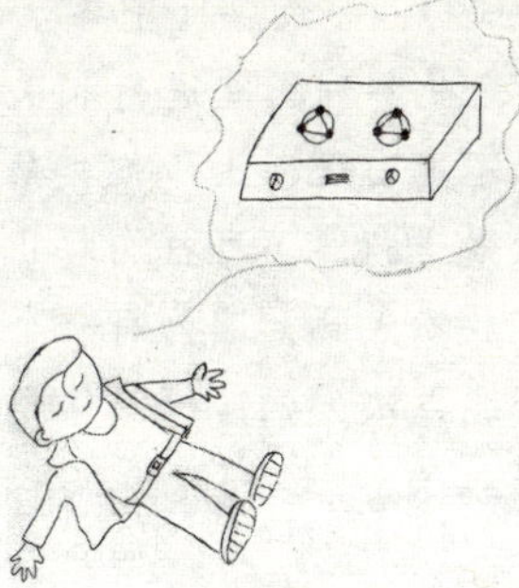

图 4-33

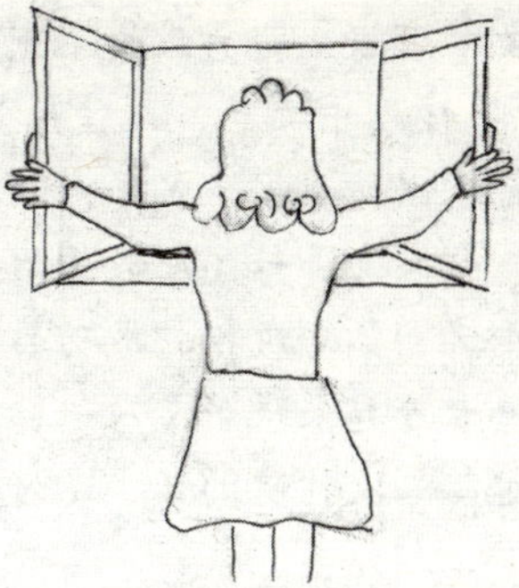

图 4-34

④ 在安全地点拨打急救电话“120”，呼叫城市急救机构或社区医生前来急救。

⑤ 较轻的患者注意保暖，并给其喝浓茶水、热咖啡或其他含糖茶的热饮料，有条件的可以吸氧。中毒重的，如有呕吐应使患者头偏向一侧，及时清理口鼻内的分泌物。对昏迷不醒者，可以手指尖用力掐人中（鼻唇沟上$\frac{1}{2}$与下$\frac{2}{3}$交界处），并立即送医院治疗。

⑥ 对呼吸心跳停止的患者施行心肺复苏术，直至专业医务人员到达现场。

【金手指】

① 严禁在煤气泄露的现场点火、打手提电话、开关电灯等用电设备，禁止明火。如门窗难以开启，不得用铁质物品敲击，避免诱发火灾或爆炸。

② 家中有煤气燃气设备时，应认真学习使用说明，掌握预防煤气中毒的方法，增强安全防范意识，以免悲剧发生。

③ 煤气的成分是CO，是无色无味的气体，商用煤气由于添加了硫，可以有气味以及时发觉煤气泄漏。如果是自己烧的煤气炉子，

一定要管理好，避免燃烧不充分而产生CO，导致煤气中毒。

④ 煤气中毒后，即使感觉恢复了，也要到医院进行相关检查和治疗，以防止发生痴呆、瘫痪、生活不能自理、大小便失禁等后遗症。到医院进行高压氧舱治疗要遵医嘱进行，不可擅自终止。中毒严重者，第一次抢救成功后，也不可放松警惕，因为有一个休眠期，患者看起来跟平常人一样，但是可能再次发病。一旦休眠期无法度过，二次住院的话，治好的可能性很小。

2. 食物中毒

【案例17】

珍珍到婆婆家拿东西，看到婆婆手捂着肚子蹲在地上，脸色很苍白。珍珍连忙把婆婆扶到椅子上，问出了什么事。婆婆说可能是食物中毒。原来婆婆家里有一碗米饭，放的时间长了，已经变质，可是婆婆舍不得扔。半小时前，她把米饭放锅里热热吃了。珍珍看婆婆的情况还可以，就劝说婆婆用筷子刺激嗓子，把胃里的食物吐了出来，吐完后喝水，然后再吐，直到吐出来的水没有异味了。珍珍服侍婆婆躺到床上休息，又给喂了点蛋清水。很快婆婆就恢复了健康。

（1）判断是否为食物中毒的方法。

① 出现症状前曾经吃过可疑食物或保存、处理不当的食物。

② 一般进食后1小时内发病。

③ 表现为恶心、呕吐、腹痛、腹泻、腹部不适、头晕、乏力、胸闷、面色苍白、出冷汗、脉搏快且弱、血压下降、严重的出现休克、昏迷。

④ 同时吃同一种食物的人可能会同时发病。

（2）急救措施。

① 立即停止食用可疑食物，必要的时候立即拨打 120 急救电

话呼救。在急救车来到之前，采取自救措施。

② 催吐。进食时间不超过 4 小时的清醒患者，可用手指或筷子、汤匙把等物刺激嗓子，将胃内残存食物尽量吐出，如图 4-35 所示，然后继续让中毒者大量饮用温凉开水（鲜牛奶或豆浆也可以），反复刺激呕吐数次，直到吐出来的水澄清无特殊气味为止。

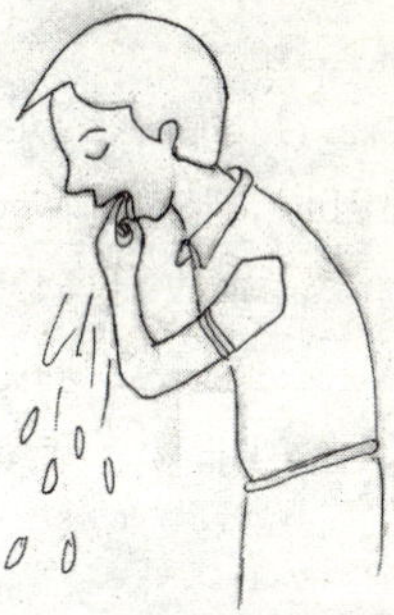

图 4-35

③ 保护胃黏膜。如经大量温水催吐后，呕吐物已为较澄清液体时，可适量饮用牛奶或蛋清以保护胃黏膜。

④ 导泻。如果患者吃下去的中毒食物时间较长（如超过 6 小时），而且精神较好，可采用服用泻药的方式，促使有毒食物排出体外。用大黄、番泻叶煎服或用开水冲服，都能达到导泻的目的。

⑤ 保存好吃剩的食物，以提供给医院进行检测。如果身边没有食物样本，也可保留患者的呕吐物和排泄物，以方便医生确诊和救治。

【金手指】

① 无论是食物中毒还是药物中毒，首先要弄清毒物是什么。如果搞不清楚，应将装药品或食物的瓶子及患者呕吐物，一同带往医院检查。

② 身体极度衰弱者慎用催吐法。

③ 如在呕吐物中发现红色液体，则提示可能出现了消化道或咽部出血，应暂时停止催吐。

④ 如症状很轻，可在家中调养。中毒时间短就吐出来，时间长就泻出来。注意休息，多喝糖盐水。临床症状重的、毒物毒性强的，或一时很难判断中毒轻重的，需初步急救后送医院进一步诊治。

3. 农药中毒

有机磷农药是应用最广泛的一类高效杀虫剂，常用的有甲拌磷（3911）、内吸磷（1059）、对硫磷（1605）、苏化 203（硫特普）、三硫磷、敌敌畏（DDVP）、甲胺磷、氧化乐果、乐果（4049）、敌百虫、乙硫磷、马拉硫磷、辛硫磷等。目前甲胺磷、对硫磷等部分农药已禁用。

【案例18】

周末，小李回家探望父母。正好家里农忙，父亲让小李帮忙给庄稼喷农药。小李使用的是传统的背式喷雾器。小李一边往庄稼上喷洒农药，一边往前走。很快，小李的裤子就被庄稼叶子上的农药湿透了。他认为农药没有进入口腔就不会引起中毒，所以也没有在意。而且天气很热，小李也分不清裤子上的是汗水还是农药。在农药即将喷洒完毕的时候，小李发现自己的眼泪、鼻涕越来越多，很快就昏倒在了庄稼地里。家人把他送到医院后检查发现双侧瞳孔明显缩小。

这是典型的一例使用农药时安全措施不到位造成的有机磷农药中毒事件，药物经过皮肤接触中毒。遇到这种情况该如何处理呢？

（1）急救措施。

① 尽早拨打急救电话。

② 中毒者脱离中毒现场。

③ 脱除一切沾有农药的衣服（包括可疑污染的衣服），必要时剪去被农药污染的头发、胡须。

④ 用大量微温的清水冲洗全身，如图 4-36 所示，头发、腋窝、指甲、外阴等处要多冲洗。

⑤ 眼内有农药时，用清水或生理盐水冲洗。

⑥ 观察意识状态，如果出现呼吸心跳停止，应立即进行心肺

复苏。

⑦ 经初步处理后，立即送医院进一步救治。

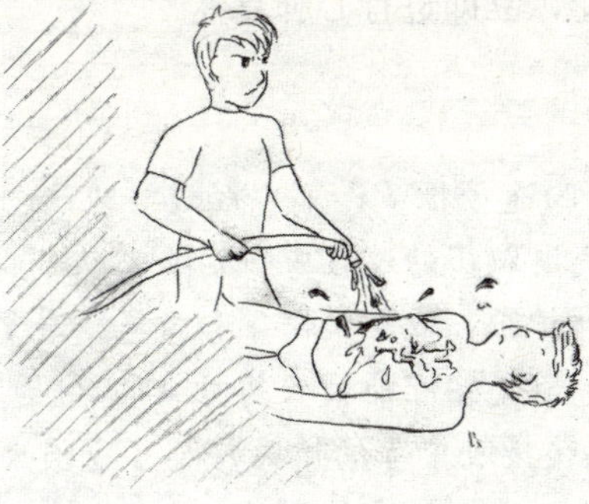

图 4-36

【案例19】

某县某村一名两岁半男孩，用农药泡花生米，然后放进口中吃。奶奶很快发现他一手拿着农药（敌敌畏）瓶，一手拿着花生米。老人立即用手在孩子嘴中抠，让小孩现场呕吐。后来男孩被送至医院救治。这是一例误服农药的有机磷中毒案例，药物经消化道吸收中毒。遇到经口服农药中毒的情况应该如何处理呢？

（2）急救要点。

① 催吐。中毒者清醒时，可用手指或筷子等物刺激嗓子，将胃内残存食物尽量吐出，然后继续让中毒者大量饮用温凉开水或生理盐水，反复刺激呕吐数次，直到吐出来的水澄清无特殊气味为止。如图 4-37 所示。

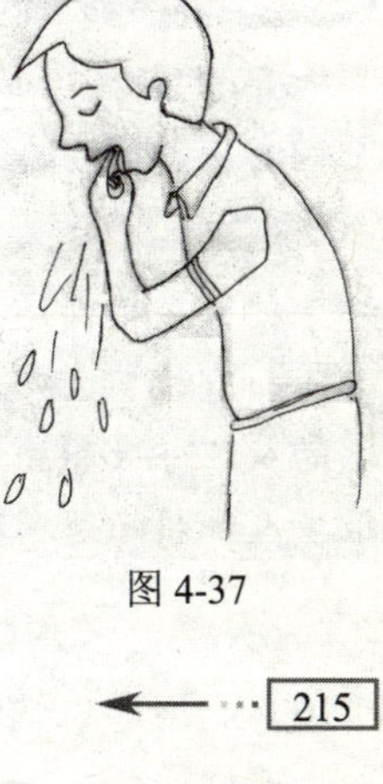

图 4-37

② 及早拨打 120 急救电话呼救。如果家离医院很近，也可以在呕吐 3～5 次后尽快赶

到医院。

③ 密切观察意识、呼吸、脉搏，注意保持呼吸道通畅，如果出现呼吸心跳停止，立即进行心肺复苏。

【金手指】

① 毒素的吸收途径很多，可以经过呼吸道、消化道、皮肤、黏膜等吸收。在使用农药的过程中一定要采取自我保护措施，应穿着有隔离作用的防护服，戴防护帽子和口罩，避免暴露皮肤；避免站在下风处喷药；避免穿可能被农药污染的衣服。

② 凡是经皮肤接触中毒的情况，都可以用大量清水冲洗进行初步急救。多数经口进入体内的毒物，在中毒时间较短，中毒者清醒能配合的情况下，都可以采取催吐、洗胃的方法。在毒物不明确时，只可用清水或生理盐水冲洗或洗胃。

③ 特别需要注意的是，服用毒物后并非都能催吐。如果服用的是强酸、强碱等腐蚀性强的药物，不可以催吐或导泻，而是应该立即给中毒者口服牛奶、豆浆或鸡蛋清，同时尽早送往医院急救。

4. 溺水

【案例20】

2006年8月里的一天，一名17岁的男孩不幸溺水（图4-38），王某奋不顾身跳下水进行抢救，但一接近男孩，即被男孩紧紧抱住了，结果一同沉入了水中。王某挣脱男孩后，再次极力进行抢救，终于把男孩救到岸上。当时男孩面色青紫，呼吸心跳已经停止，王某不知道该怎么办，只是耐心地为男孩一遍遍控水，却没有进行必要的人工呼吸和胸外心脏按压，等救护人员到达时男孩已经死亡。很多人都想知道，有人溺水时该如何抢救？

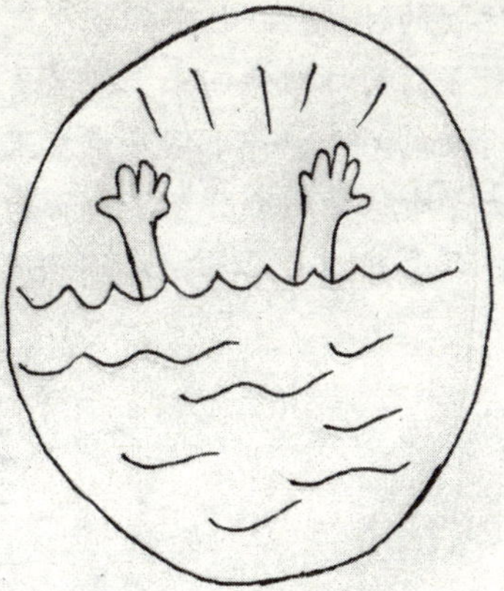

图 4-38

（1）急救措施。

① 尽快将溺水者从水中救出。就近（陆地、船上）取仰卧位，将患者头偏向一侧，清除口、鼻腔内的泥沙、污物，如图 4-39 所示，保持呼吸道通畅。

② 检查呼吸、脉搏。如果呼吸心跳已停止，不要控水，清除口鼻泥沙污物后立即施行心肺复苏术。

③ 如果呼吸、心跳存在，可以控水。救护者采取半跪姿势，将溺水者的腹部放在大腿上，使溺水者头部下垂，轻压其背部，将水控出，如图 4-40 所示。

④ 抢救期间请他人拨打急救电话，或自己找合适时机拨打急救电话。

⑤ 不要轻易放弃抢救，注意保暖，直至救护人员到达现场。

【案例21】

每年夏天，壮壮和伙伴们都会到南山脚下那条河的深水区洗澡。壮壮和伙伴们都不会游泳，因此他们只能在相对较浅的地方玩乐。一天，伙伴们玩闹的时候，壮壮不知不觉就走到了深水区，水已经到壮壮的脖子处了。同伴叫他回来，他笑着说没事。突然，壮壮脚下踩到了一块滑动的石头，一下倒在了水里。壮壮拼命舞动手脚，却越来越沉下去。小伙伴们都吓坏了，不知所措，周围也没有大人走动。壮壮啊，只有靠你自己了，是不是应该学会自救呢？

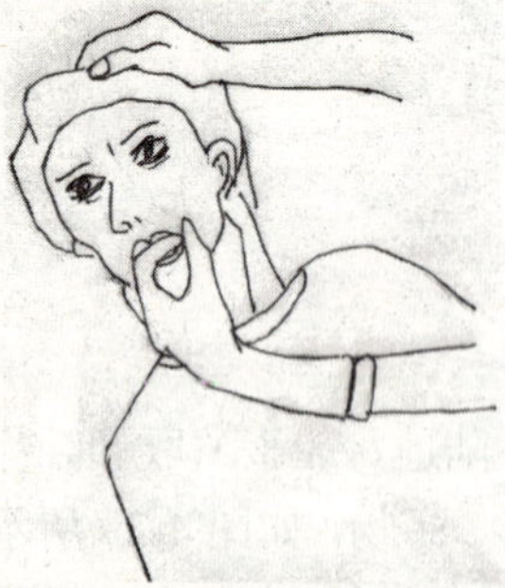

图 4-39

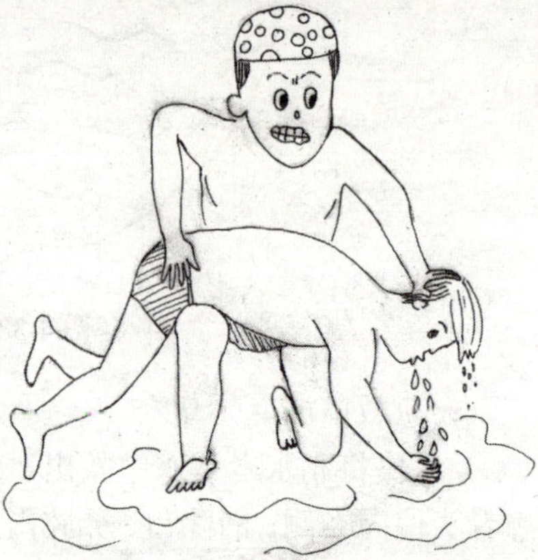

图 4-40

当自己溺水，而周围无人能相救时，自救就非常重要了。

（2）溺水自救的要点。

① 保持镇静、节省体力。首先千万不要手脚乱蹬，拼命挣扎，因为越是这样做越容易下沉。

② 屏住呼吸，放松肢体。全身放松，不要用力，尽量保持仰面朝上，头后仰，这样很快口鼻就会浮出水面，就可以进行呼吸和呼救了。

③ 用嘴吸气，用鼻呼气，这样可以防止呛水。

④ 保持身体平衡并能呼吸后，用手脚轻轻划水，向岸边移动，或者浮在水面等待救援。

⑤ 如果是因为小腿肌肉痉挛而致溺水，首先自己将身体抱成

一团，浮上水面，然后深吸一口气，仰浮水上，用抽筋肢体对侧的手握住抽筋肢体的脚趾，并用力向前上方拉，同时用同侧的手掌压在抽筋肢体的膝盖上，帮助抽筋腿伸直。为防止再次出现抽筋，应慢慢游向岸边，上岸后再按摩抽筋处。

5. 触电、雷击

【案例22】

毛毛是李云夫妇的掌上明珠。一天在家中玩耍时，毛毛对家中的电源插座产生了兴趣，用小手去抠，抠不到里面去。毛毛就拿了一根缝衣服的针向里面插，结果触电昏倒在地上，手里还拿着插入电源插座里的针。李云吓得啊啊大叫，不知所措，毛毛爸爸当机立断，从床上抓起一条被子，一下盖在毛毛身上，把毛毛抱到一边，不断地呼叫毛毛的名字，并检查毛毛的呼吸和脉搏，李云也反应过来，拨打了120急救电话。毛毛爸爸发现毛毛呼吸心跳停止了，马上进行心肺复苏。等救援人员赶到，孩子已清醒过来，大家都称赞毛毛爸妈处理的非常果断、正确。毛毛爸妈最欣慰的是孩子的命保住了……

孩子的安全防范意识比较差，往往触电事故的发生率和死亡率很高，如果救治得当，患者康复的机会还是很可观的。

（1）触电的抢救的措施。

① 迅速使患者脱离电源。可以采取的措施有：立即切断电源。关闭电闸或将保险丝拿掉，如图4-41所示；利用不导电的物品（如干燥的木棍、竹竿、塑料、橡胶、绳子、毛毯等）拨开电源或将接触电源的肢体移开，如图4-42所示；用干的绳子套住触电者,将其拖走，使其脱离电流。

② 呼叫患者，如果发现存在呼吸，让患者侧卧，严密观察。

③ 如果没有呼吸，应立即进行人工呼吸和实施心肺复苏，同时尽快叫医生。

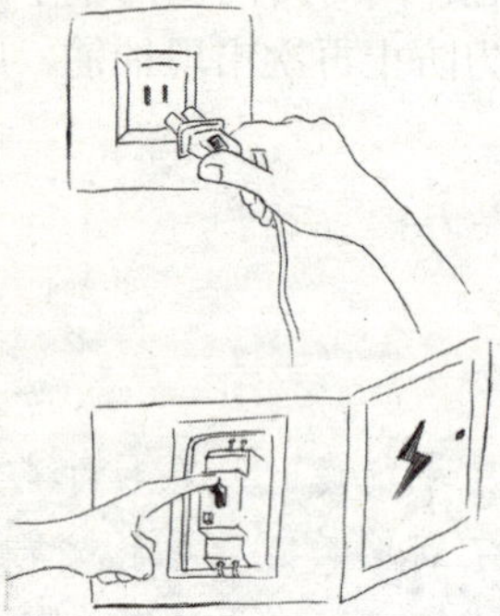

图 4-41

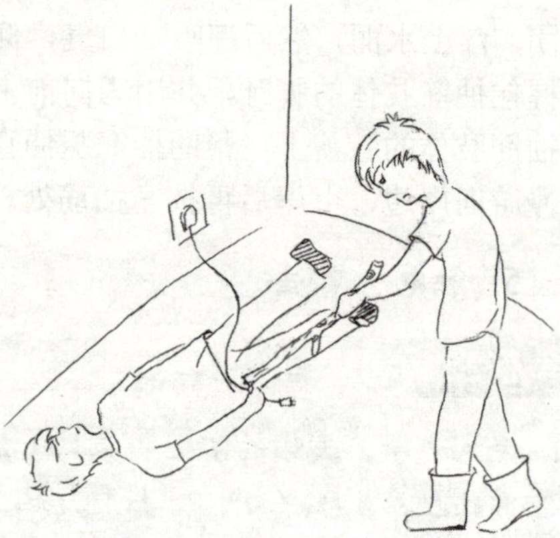

图 4-42

【金手指】

① 触电的致死率很高，抢救应该争分夺秒，抢救工作不要轻易放弃，直到患者醒来或救援医护人员到来。

② 救援期间要保护自身安全，千万不要直接用手或潮湿物品接触触电者，因为人体和水都是导电的，会造成救助者触电。在浴室或潮湿的地方，救助者要穿戴不导电的胶鞋和橡皮手套或站在干燥的地板上以保护自身安全。

【案例23】

悲剧发生时，是一个雷雨交加的下午。兄弟二人驾驶摩托车冒雨往家赶，赶到一个鱼塘附近停车避雨，随即遭到雷击。哥哥当场死亡，弟弟被目击者送往医院，后因抢救无效死亡。医生对受惊的乡亲们说：兄弟俩是不懂得避雷的知识才酿成悲剧的。被雷击后死亡率是很高的，所以学习防雷知识非常重要。乡亲们都想知道，防止被雷击，需要注意哪些问题呢？

（2）防雷护身要点。

1）打雷的天气，最好不要外出，在房内躲一躲。

2）室内防雷。

① 使用避雷针保护房子，不要随便在楼顶或屋顶设置金属天线，包括晒衣铁线。有条件者，可在门窗等处安装金属网罩（网眼不大于 4 平方厘米），以防球形闪电入室。

② 不使用没有防雷设施的电器设备，有条件的情况下，在电源入户处安装电源避雷器，并找专业人员在电视、电话机、传真机、电脑的相应位置安装避雷器。

③ 打雷天紧闭门窗，尽量不要使用家电，并拔掉电源插头；不使用淋浴器，不打电话和无线电话，室内开灯应避免站在灯头线下，不接近建筑物的裸露金属物，如水管、天线、煤气管道、自来水管、铁丝网、金属门窗、暖气管等，远离避雷针引下线；不能停留在楼（屋）顶。

3）室外避雷。

① 一般打雷都跟在闪电之后，所以在室外看到闪电就要紧急采取避雷措施。

② 走在路上碰到打雷天气，应就近躲到室内，如果无处躲避，在不妨碍交通的情况下迅速蹲下，要记住身体的位置越低越好，人体和地面的接触越小越好，离铁路钢轨、高压电线越远越好。

③ 要选择建筑物多的路段，不要让自己成为周围环境中的制高点。因此要避免到河边、开阔地面上、空旷的平原地段，也不可进入建在较高突出点处又没有防雷设施的棚屋、岗亭等低矮建筑物内，不要在水面或水陆交界处停留。

④ 不要躲在潮湿岩壁上、大树下、孤立的电杆、房檐、烟囱下避雨。

⑤ 不要在旷野中打带有金属杆的雨伞。

⑥ 不要打手机。

⑦ 不要快速开摩托车、骑自行车。

⑧ 不要接触建筑物外墙，远离电线等带电设备或其他类似金属装置。

【金手指】

① 目击有人被雷击时，应及时给予救助。注意被雷击造成烧伤或严重休克的人，身体并不带电。救助者要保持镇静，首先应让其躺下，扑灭伤者身上的火，再对其实施抢救。

② 急救时应注意使伤者脱离险境并保护自身安全。

③ 根据雷击伤者情况做出判断和处理。存在呼吸者，保持呼吸道通畅，解开衣服，用毛巾蘸冷水摩擦全身，使之发热，密切观察病情；呼吸停止者给予心肺复苏；对出现烧伤、大出血等情况的伤者给予相应处理；及时呼救。

④ 不要轻易放弃抢救，因为被雷击后，伤者“假死”现象比较多，如能及时并坚持不懈救助，成活率也是很高的。

6. 烫伤和烧伤

【案例24】

2002 年夏天的一个傍晚，笔者的母亲一不小心将一锅刚刚热好、准备炒菜的热油泼到了右腿上。母亲立即大声喊叫。笔者马上端来一盆凉水，在水中洒了两把盐，协助母亲将右脚放在水盆中，然后笔者一直不停地往母亲腿上淋水。半个多小时以后，停止淋水，问母亲是否感觉疼痛，母亲说不疼。未做其他处理。第二天，观察母亲腿部，被油泼到最严重的小腿部分光滑依旧，没有一丝烫过的痕迹，而膝盖上方却起来了一个小水疱，原来那里被油滴溅到，而淋水的时候没有淋到那里。而笔者的邻居家却发生了不该发生的事情：一天，邻居家 2 岁半的孩子玩耍时打翻了暖瓶，热水泼到了孩子腿上。当时孩子穿着衬裤和袜子。孩子的妈妈听到孩子的哭声后急忙跑了过来，动手为孩子脱衣服。脱下裤子，再脱袜子的时候，孩子身上已经起疱了，脱袜子时就把孩子的一块皮肤也撕脱下来。发生烫伤，不要惊慌，科学急救，效果颇佳。

在日常生活中，我们难免有不慎被开水烫伤、煤火烧伤，或者被某种化学物质灼伤的情况发生，这些损伤统称为烧烫伤。

烧烫伤急救措施：

（1）脱离热源。如有火要镇定灭火。如果伤者衣服着火，马上让他躺下，在地上翻滚，使火焰扑灭或跳入浅水池中将火浸灭。也可往伤者身上泼水，或者用厚外衣、毯子把伤者裹住以扑灭火焰。伤者切勿因惊慌而奔跑，这样会使火越烧越旺。

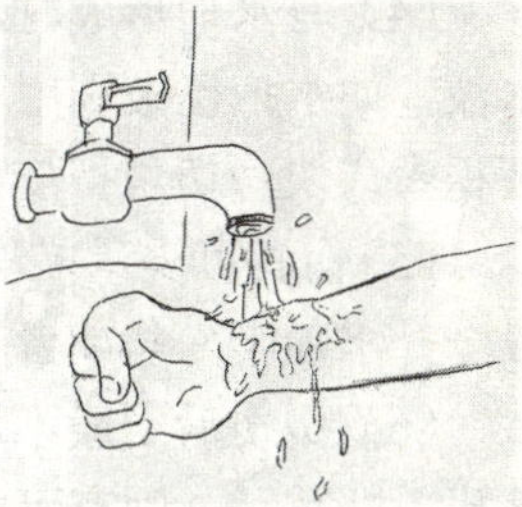

图 4-43

（2）降温。方法及要求有

① 用洁净的凉水（约 20℃温凉水）冲洗或浸泡烫伤部位，如图 4-43～图 4-45 所示。时间约半小时以上，以停止冲洗时不感到疼痛为止。切忌用冰水，以免冻伤。

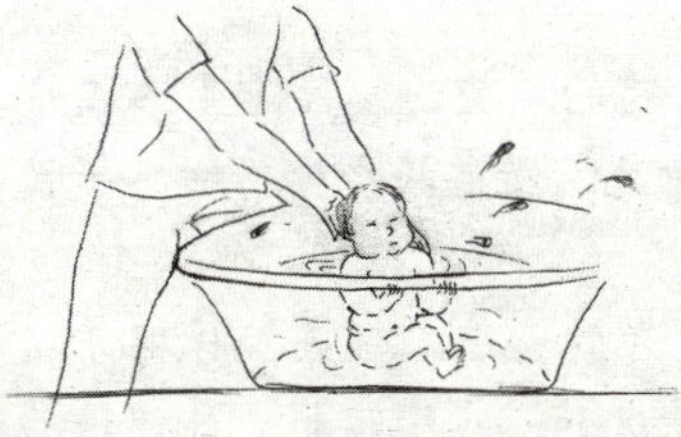

图 4-44

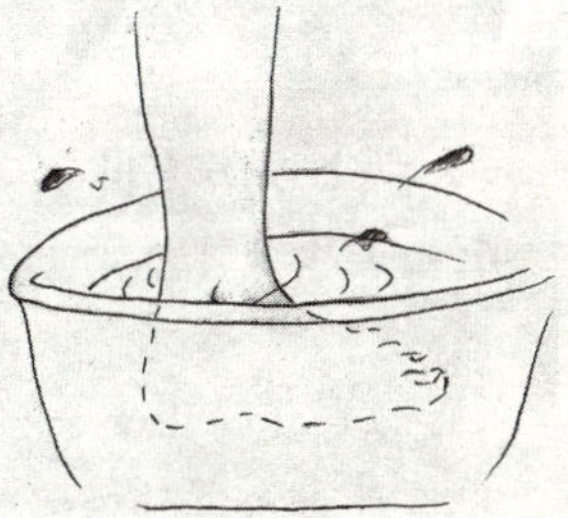

图 4-45

② 脸部等不能冲洗或浸浴的部位可用冷敷，即用干净的纱布或软布在冷水中浸湿后敷在烫伤部位，每隔 1～2 分钟更换一次，

冷水中可放适量食盐。也可将湿毛巾敷在脸上，毛巾上放置冰块，注意不要冻伤。

③ 不要急于脱掉贴身衣服，应等冷却后才可小心地将贴身衣服脱去，以免撕破烫伤后形成的水疱。

④ 冷水冲洗后应避免再次浸水，注意保持创面清洁和干燥。

（3）如果烧烫伤面积小（不超过体表面积的10%，儿童不超过5%），且为轻度的烧烫伤，受伤部位仅表现为红肿、灼痛或有数个水疱时，不用包扎，可以在家观察。

（4）有水疱形成时，可用消毒针筒抽吸或在低位剪个小孔放出水液，如水疱已破则用消毒棉球擦干，以保持创面干燥，不能使水液积聚成块。切忌把皮剪掉，以免造成感染。

（5）伤者可少量多次饮用凉水，可在水中加少量盐或小苏打（一般一升水加半勺盐或者半勺小苏打）。

（6）烫伤后一般不用抗生素，如果创面1～2天后还是红肿、疼痛更严重了，则有可能感染，可到医院接受医生治疗。

（7）大面积或严重的烫伤经紧急冷却处理后，立即送医院，不可贻误抢救时机。途中可用无菌或洁净的三角巾、纱布、床单等布类遮盖创面。

【金手指】

① 以上方法适用于一般情况引起的烧烫伤。注意生石灰烧伤时，应先去除身体表面的石灰后再冲洗。严重的烧烫伤别忘了拨打急救电话。

② 如果伤情很重，注意观察患者的意识、呼吸、脉搏等。对于出现大量出血、呼吸心跳停止等情况的，应按照相应处理措施进行处理。出现休克者注意补液、保暖。

③ 切不可擅自涂抹酱油、牙膏、外用药膏、红药水、紫药水等。这些“土方子”不仅没有治疗作用，还会遮盖创面影响治疗，

甚至会引起感染。用红汞还会引发汞中毒。

④ 强酸、强碱引起的烧伤，如果是皮肤接触或者眼部烧伤，需要立即用大量清水冲洗 10 分钟以上；如果是口服强酸、强碱引起的烧伤，严禁催吐和洗胃，应立即口服牛奶、蛋清、豆浆以保护胃黏膜。医生来到后再进一步治疗。

7. 头部击伤

【案例25】

奶奶和妈妈带着四岁的洋洋到室内游乐场玩。见到游乐场中各种各样的游乐设施，洋洋兴奋极了。他一蹦一跳地走着，突然脚下一滑摔倒在地，额头撞到了地上。洋洋大声嚎哭起来。奶奶上前搂住孙子，用手放到额头撞红的部位按揉起来。妈妈急忙对奶奶说："不能揉，越揉越厉害。"果然，一会儿洋洋额头上鼓起了一个"大包"。奶奶和妈妈都很担心，宝宝会不会摔坏了大脑？该怎么办呢？

孩子在成长过程中，经常会发生跌到撞击的事件，最令家长担心的就是头部撞伤。遇到这种情况，家长不要慌乱，用科学的方法护理非常重要。

头部撞伤的护理：

（1）检查。撞到的地方有无出血现象，撞伤的部位不要用力揉搓，也不要使用万金油、风油精等揉搓，因为这样会让血管不容易凝血，反而让血肿更厉害。

（2）清洁消毒。如果有伤口，要注意伤口的清洁，可以用无菌棉签蘸点碘伏，在伤口处由内向外消毒，然后再用纱布包扎，以避免感染。

（3）先冷敷后热敷。如果受伤的部位有肿起来的地方，可用冰袋冷敷的方式消肿。两三天后可以改为热敷，以加速淤血的代谢吸收。

（4）观察面色表情。若小孩只是哭闹，脸色没有变黑、变白或其他异常的话，家长不用特别担心。但是如果一直哭闹不停或者没有精神，总是睡觉的话，最好立即到医院检查。

（5）后续观察。一周内注意观察孩子的表现，如果孩子出现意识不清、恶心、呕吐、剧烈头痛等症状，一定要立刻送往医院。

【金手指】

① 孩子头部撞伤后短期内不要做剧烈运动，让孩子静静休息几天，会恢复得比较快。上学孩子的家长要注意和老师沟通。

② 一般来说，如果孩子的意识清楚、语言表达顺畅、无其他异常，表示创伤并未对他造成太大的伤害。家长可以不必太担心，只要多观察他后续有无其他变化即可。

③ 头部撞伤尤其是引起脑震荡后，短期内应吃清淡的食物，少吃盐，忌喝浓茶、咖啡、酒、冷饮，忌吃生冷、寒凉、油腻、辛辣等食物。

8. 异物入气管

【案例26】

课间休息时间，几名男生聚到一起说话。晓明一边说话，一边咬着一支笔。没想到，笔帽被他一下子吸到了嗓子里，怎么咳也咳不出来。同学们给他拍背，但是没有效果。眼看晓明憋得脸色发紫，用手抓着脖子，痛苦万分。这时李老师跑了过来，马上从背后拦腰抱住晓明，两手重叠，用力压晓明的上腹部，一下、两下、三下，终于笔帽出来了！大家都松了一口气。

晓明的情况是异物进入气管。日常生活中，一些小型圆滑的物品，如纽扣、瓜子、硬币、果冻、花生、糖果、笔帽、光滑小玩具等，含在嘴中，不慎就可能造成误吸入气管。气管异物可以阻断呼吸道，造成窒息，短时间内就可能导致严重缺氧，甚至危及生命。因此，现场急救显得尤其重要。李老师用的急救方法是腹部冲击法，可以用来自救也可用来救人。

气管吸入异物自救：自身呼吸道梗塞，四顾无人，或周围人都未受过救生训练时，不要惊慌，镇定自救。

（1）自救要点。

① 一手握拳抵住腹部肚脐稍上部分，另一只手握在上面，靠在桌沿、椅背、栏杆、水槽等地方，抵紧腹部快速而有力地反复推挤，直至有效。

② 直接靠在桌沿椅背等处，反复推挤腹部，如图 4-46 所示，只要幅度够大，速度够快，也可以。

（2）他人救助要点。

① 确定是否为气管异物，观察表现。

当气道不完全性阻塞时，患者神志清醒，有强烈的刺激性咳嗽。咳嗽的间歇出现喘息。

② 当气道完全被阻塞时，患者不能说话或呼吸，用手紧抓自己的咽喉部，很快面部、嘴唇青紫，意识丧失。患者出现特殊体征“V”手势，如图 4-47 所示。患者如果是小儿则不能哭出声。

（3）救治原则。立即解除气道阻塞。

对于意识清醒的患者（站立患者）：

① 救者站在患者身后，用双手臂环绕患者的腰部；

② 一只手握拳，拳头的拇指一侧对着患者的上腹部，另一只手紧握此拳，如图 4-48 所示。

③ 快速而猛烈地向上冲击挤压患者的腹部。压后马上放松，然后再压，再放松，如图 4-49 所示。

④ 反复连续做上述动作，直到异物排出。一般挤压 1～6 次即可抢救成功。

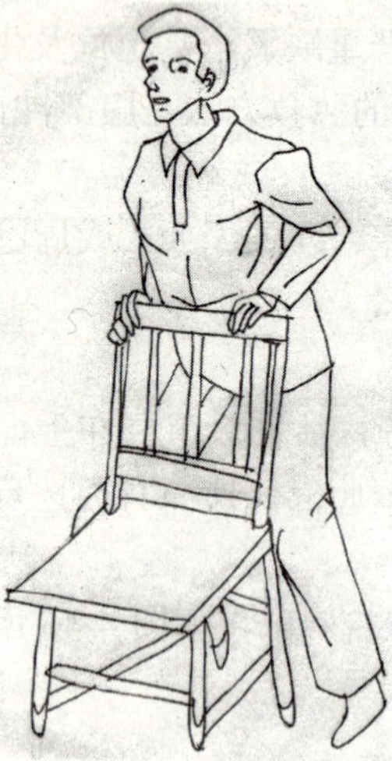

图 4-46

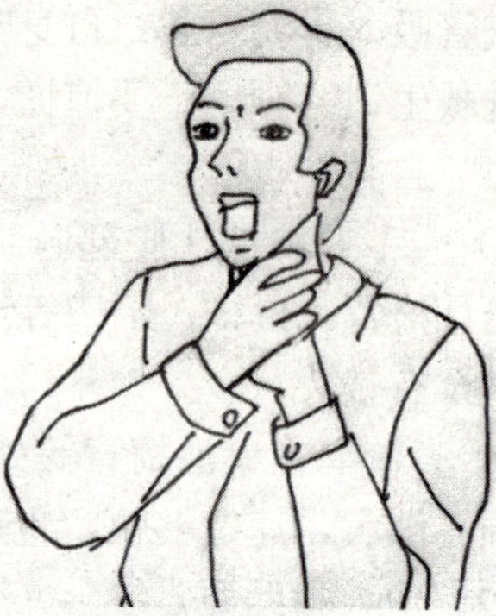

图 4-47

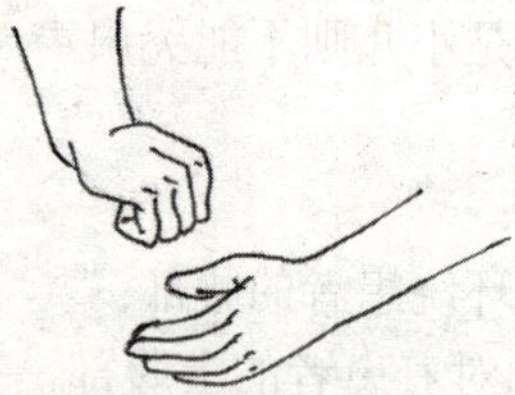

图 4-48

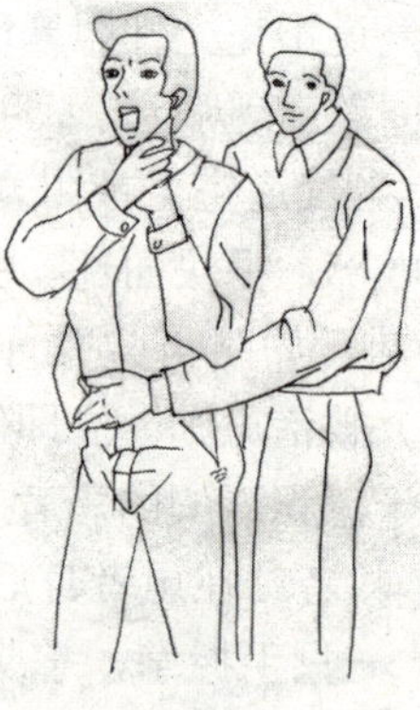

图 4-49

对于意识不清的患者（卧位患者）：

① 患者取仰卧位。

② 救助者两腿分开跪在患者大腿两侧，双手叠放在患者肚脐上方两横指的上腹部正中，快速向上冲击压迫患者腹部，压后马上放松，然后再压，再放松，如图 4-50 所示。

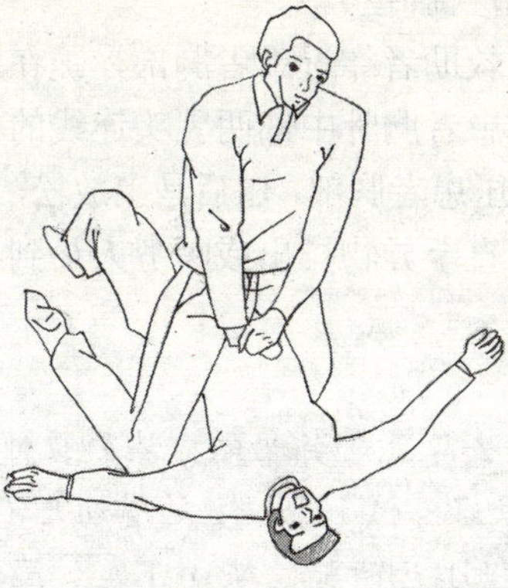

图 4-50

③ 反复连续做下去，直到异物排出呼吸道为止。

【案例27】

小吴怀孕 8 个月了，一天吃栗子的时候，突然不小心将一个栗子吸入气管。小吴无法呼吸也说不出话来，她用手卡住脖子，痛苦不堪。丈夫小周见状猜到是气管吸入了东西，他知道用腹部冲击法可以排出气管异物，可是，小吴的肚子可不能按压啊，会压坏孩子的。怎么办呢?

对于怀孕后期或者特别肥胖的人气管吸入异物，可以采取胸部冲击法。

（1）意识清醒者（站位或者坐位）。

① 救助者站在患者身后，双臂由腋下抱住胸部。

② 一只手握拳，将拇指侧放在患者胸骨中部，注意不要放在胸骨最下端靠近剑突处。

③ 另一只手抓住拳头，向后快速按压患者胸部，压后马上放松，然后再压，再放松。

④ 反复进行，直至异物排出呼吸道为止。

（2）神志不清者（卧位）。

① 患者仰卧，救助者靠近患者胸部，跪在患者一侧。

② 双手叠放在患者胸骨中部两乳头连线的中点处。

③ 快速向下按压患者胸部，压后马上放松，然后再压，再放松。

④ 反复进行，直至异物排出或医务人员到来。

【金手指】

① 这里介绍的去除气管异物的方法为腹部冲击法和胸部冲击法，操作简单，效果好。但小于一岁的婴幼儿不宜用此法。可用倒立拍背法：家长倒提小儿两腿，头向下垂，同时轻拍小儿背部，如图 4-51 所示，这样异物可能被咳出。对年龄稍大一点的小儿，可让其趴在救护者的膝盖上，头朝下，拍其背部。

② 上述方法无效或情况紧急时，立即送医院救治。

③ 清除气道异物时，应密切观察患者的意识、面色、瞳孔等变化。如果患者意识由清楚转为昏迷，呼吸心跳停止，应停止排除异物，而迅速进行心肺复苏。

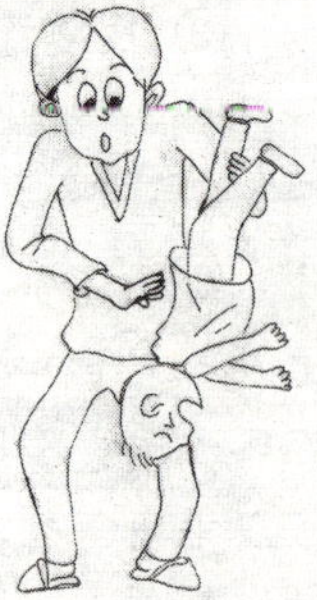

图 4-51

9. **鱼刺梗喉**

【案例28】

吃饭的时候，正在看电视的妈妈突然听到4岁的聪聪“啊……！”一声大叫后哭了起来。爸爸妈妈急忙围过来。妈妈反应快，想到一定是鱼刺卡到喉咙里了。妈妈拿来醋，给聪聪灌了一勺下去，聪聪还是哭闹着说疼。妈妈又掰了几块馒头让聪聪吃下去了，可还是觉得疼，但是不哭了。爸爸说：“不很疼没事，过两天就好了。”可是过了两天，聪聪的嗓子疼得更厉害了，还发起了烧。爸爸妈妈这下慌了，赶紧带聪聪到医院。医生从聪聪的喉咙里夹出一根 1cm 多长的鱼刺。聪聪的爸爸妈妈懊悔不已，深深自责不该太大意。

小孩吃鱼被鱼刺卡到喉咙的情况是非常多见的，父母遇到这种情况应该采取科学的方法镇定地处理。

急救措施：

① 让宝宝尽量张大嘴巴，用手电筒照亮宝宝的咽喉部，观察鱼刺的大小及位置，如果能够看到鱼刺且所处位置较容易触到，父母就可以用小镊子（最好用酒精棉擦拭干净）直接夹出。

② 往外夹的时候两人要配合完成，一人固定宝宝的头部并用手电筒照明，另一人负责夹出鱼刺。

③ 如果根本看不到咽喉中的鱼刺，但宝宝出现吞咽困难及疼痛，或是能看到鱼刺，但位置较深不易夹出时，一定要尽快带宝宝去医院请医生救治。

④ 鱼刺夹出后的两三天内也要注意观察，如果宝宝还有咽喉痛，进食不正常或流口水等表现，要带宝宝到医院的耳鼻喉科做检查，看是否有残留异物。

【金手指】

① 不要试图用手将鱼刺取出，这样做不仅无效，反而有可能使鱼刺在宝宝的喉咙中扎得更深。

② 一些土法子，如连吃几口米饭、大口吞咽面食或喝醋，都是不科学的，有可能使鱼刺扎得更深，还可能使鱼刺划伤宝宝娇嫩的喉咙或食道，从而引起局部发炎或引起合并症。

10. 断肢（指、趾）急救

【案例29】

儿子大学放暑假了，半年没见到孩子的杨妈妈非常兴奋。她买来儿子平时最喜欢吃的排骨准备给他炖着吃。谁料想，乐极生悲，杨妈妈用刀剁排骨的时候，一时走神，一下把食指剁了下来。鲜血不停地流了出来，杨妈妈一边紧捏住受伤的手指止血，一边快步跑向诊所找医生。好在诊所不远，医生帮她止住了血。医生告诉她赶紧回去找到断指并妥善保存，以便到市中心医院做断指再植手术。医生特别强调：断肢处理的好坏，是断肢再植能否成功的关键。该如何处理断肢呢？

断肢急救处理要点：

① 止血（见止血部分）。最重要的是抢救伤者性命，首先要做的是采取措施止住伤处的流血。一般采用清洁绷带或布料加压包扎止血。用纱布或清洁布料，放在断肢伤口上，再用绷带固定位置。必要时可采用止血带止血（见本书“止血”部分）。

② 求救。及早拨打 120 急救电话或向周围人求助。

③ 断指（肢）保存。找到断肢，用清洁的布块（如手帕或纱布）包好，放入无漏孔的塑料袋中或医用手套内扎紧，袋口朝上，再将放断指（肢）的塑料袋放置于有冰块的容器中保存，如图 4-52 所示。

④ 把伤者和断肢交给救护人员。

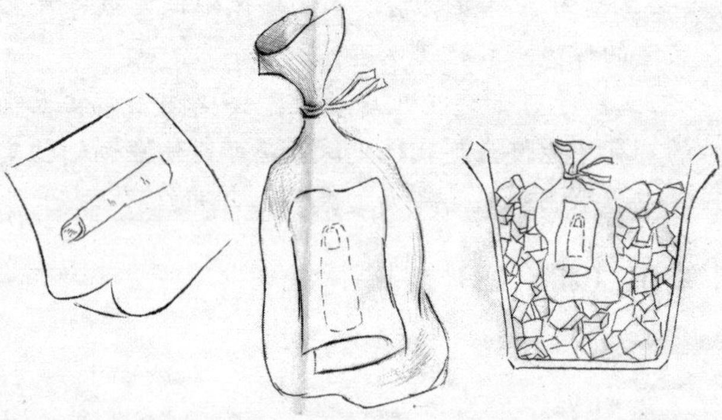

图 4-52

【金手指】

① 千万不要试图自行连接断肢，这样不但使伤者痛楚，而且损坏肌肉组织，使日后的再植手术更困难。

② 禁止将断指直接放入冰块上。也不要用任何水或液体浸泡断肢。

③ 除非断肢被严重污染，一般不需要冲洗。

④ 若肢体被机器轧伤，千万不要将肢体强行拉出，也不要将机器倒转。应立即停止机器转动，设法拆开机器，取出断肢。

⑤ 如果是不完全性断肢，要将断处放在夹板上固定，然后将患者迅速转送到有条件的医疗机构进行救治。

11. 狗咬伤

【案例30】

老赵家养了一只大黄狗，平时挺温顺的。一天，一个年轻小伙子来玩，不停逗引大黄狗。黄狗被惹火了，一下子把小伙子的左手臂咬伤了。老赵急忙把小伙子领到家中，用自来水和肥皂给他反复冲洗伤口，然后拿出药箱里的医用碘酒，给伤口进行消毒。处理完之后把小伙子送到医院，医生给他进行了彻底的清创手术，打了破伤风抗毒素和狂犬病疫苗，经过这些处理，小伙子的伤口很快就好了。

被狗咬伤的紧急处理措施：

① 立即用清水或肥皂水冲洗伤口，至少连续冲洗15分钟，如图4-53所示。如果伤口较大，流血不止，则尽量冲洗一分钟后一边冲洗一边采取止血措施。同时紧急呼救。

② 用医用碘酊或酒精消毒伤口，注意不要包扎伤口。

③ 初步处理完，尽早到医院进一步处理伤口。

④ 注射破伤风抗毒素，并注射狂犬疫苗。

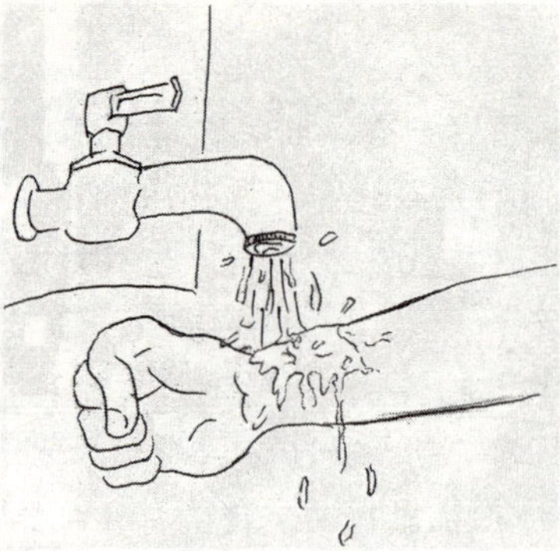

图 4-53

⑤ 如果伤口非常大，流血不止，在保证生命安全的前提下，最好一边止血一边冲洗，同时及早呼叫 120。

【金手指】

小伙子被狗咬伤后，老赵的处理非常及时恰当。需要注意的是，被狗、猫等动物咬伤之后，首先一定要尽快冲洗消毒伤口，争取在最短的时间内将有可能进入伤口的病毒、细菌杀死。这是预防狂犬病、破伤风的重要步骤。另外还需要到医院进行进一步处理，并注射狂犬疫苗和破伤风疫苗。不能抱有侥幸心理，认为伤口小不需要打疫苗，这样可能会导致患者失去生命。

12. **中暑**

【案例31】

学校里为了庆祝八一建军节，组织学生编排舞蹈。一群女学生拿着花环站在烈日下，正在听舞蹈老师训话。（1）班的小红，长得比较瘦弱，而且很长时间没有喝水了。她听着听着，就感到腿软站不住，接着就头晕、心慌，眼前一黑倒在了地上。老师和同学们不知道怎么回事，急忙把小红送到医院。医生说，小红这是中暑了。在炎热的夏天，长时间在烈日下行走、活动，头部被太阳暴晒就容易中暑。发生中暑后现场该如何处理呢？

中暑处理措施：

① 脱离高温环境。首先把中暑者转移到阴凉、通风处，避开阳光照射。

② 使中暑者取平卧位，解开衣扣、腰带。用湿凉毛巾擦头部、面部、四肢等处，促进降温、散热。

③ 可在太阳穴涂擦清凉油，并按摩。意识不清者可刺激人中穴(鼻唇中间上 1/3 处)。也可用按摩或刮痧方式刺激中冲穴（中指尖端）、百会穴(头顶部两耳尖边线之中点)、涌泉穴(足底心前 1/3 处)。

④ 清醒者给予凉开水或矿泉水或糖盐水，用于补充水分和降温，如图 4-54 所示。也可服用人丹、藿香正气丸等解暑药。

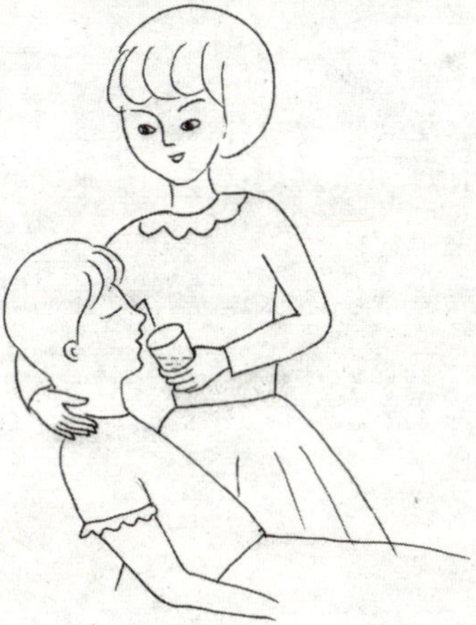

图 4-54

⑤ 病情重，面色苍白，呼吸困难，脉搏细弱或昏迷者，应尽

快呼叫120，或就近送医院治疗。

【金手指】

做好预防，中暑是可以避免的

①饮水：注意补充水分，不能等渴了再喝，那时身体已是缺水状态。如果出汗较多，应适当喝一些淡盐水。大量吃冷饮容易中暑，应避免。

②饮食：补充足够的蛋白质，如鱼、肉、蛋、奶和豆类；多吃能预防中暑的新鲜蔬果，如西瓜、西红柿、苦瓜等。

③出行：最好不要在上午10点至下午4点时在烈日下行走。外出要备好防晒用具，如遮阳帽、太阳镜、充足的水、防暑降温药品（十滴水、仁丹、藿香正气水等），身上涂防晒霜，选用棉、麻、丝类的衣物，尽量不穿化纤类或过于紧身的衣物。

④休息：保持充足的睡眠，最佳就寝时间是22时至23时，最佳起床时间是5时30分至6时30分。

⑤介绍几种清暑食疗方

冰糖绿豆汤：取适量冰糖与绿豆一起煮汤，待凉时饮用。

绿豆酸梅汤：取绿豆与杨梅适量，加水煮烂，加适量白糖，待凉时饮用。

海带冬瓜汤：取海带、冬瓜适量，加香油及盐，煮熟后待凉时饮用。